红色海洋大漂移

[CIRCULATORY SYSTEM/循环系统]

豆麦麦 / 著 立米 / 绘

陕西新华出版传媒集团
陕西科学技术出版社

图书在版编目(CIP)数据

红色海洋大漂移：循环系统 / 豆麦麦著. —西安：陕西科学技术出版社，2015.3 （2020.8重印）

ISBN 978-7-5369-6380-1

Ⅰ. ①红… Ⅱ. ①豆… Ⅲ. ①人体—循环系统--青少年读物 Ⅳ. ①R322.1-49

中国版本图书馆 CIP 数据核字(2015)第 037608 号

红色海洋大漂移(循环系统)

出 版 者	陕西新华出版传媒集团　陕西科学技术出版社 西安市北大街 131 号　邮编 710003 电话(029)87211894　传真(029)87218236 http://www.snstp.com
发 行 者	陕西新华出版传媒集团　陕西科学技术出版社 电话（029）87212206　87260001
印　刷	华睿林（天津）印刷有限公司
规　格	720mm×1000mm　16 开本
印　张	10 印张
字　数	54 千字
版　次	2015 年 5 月第 1 版 2020 年 8 月第 2 次印刷
书　号	ISBN 978-7-5369-6380-1
定　价	23.80 元

CONTENT ABSTRACT

内容简介

毛小逗、麦麦罗、安千儿三人在学校组织的一次野外生存训练营大考验中意外地走失，误入巨人族生存的“时间空间”。

在“时间空间”里，三人遇到了巨人克洛奇，在巨人克洛奇的眼中，三个孩子显得非常渺小。

巨人克洛奇躯体庞大。由于庞大的身躯需要极大的能量才能维持其基本生存，因此，巨人克洛奇使用两大方式维持生命：一是不断地寻找食物，以供身体能量的需求；二是减少活动，常常嗜睡。

由于生存环境的恶化，巨人族的食物越来越少，他们开始靠寻觅一些树叶、杂草来维生。毛小逗、麦麦罗、安千儿进入“时间空间”，跌落神秘之地后，身上沾满了树叶、杂草，正巧遇到了正在寻觅食物的克洛奇，便随着树叶、杂草被克洛奇吞入腹中。

由此，三人来到了另一个“生存空间”——巨人克洛奇的躯体内，并在这个生存空间里开始了一次神奇的人体探索之旅！

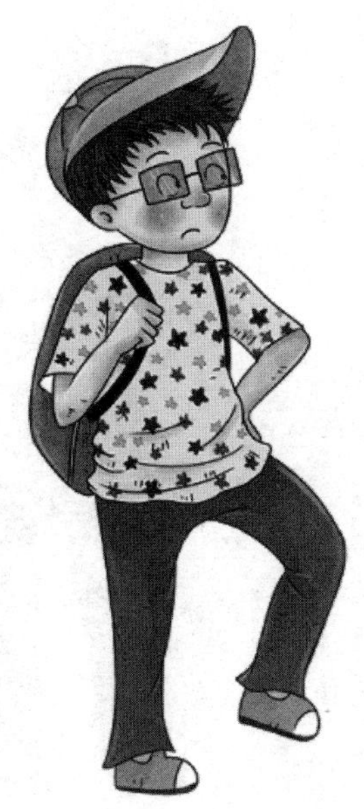

毛小逗：毛小逗的爸爸是一位生物学家，受爸爸的熏陶，毛小逗自幼热爱科学，和别的孩子一样对任何事物都充满好奇与疑问。他不但热爱科学，还喜欢冒险。

THE MAIN CHARACTER

主角

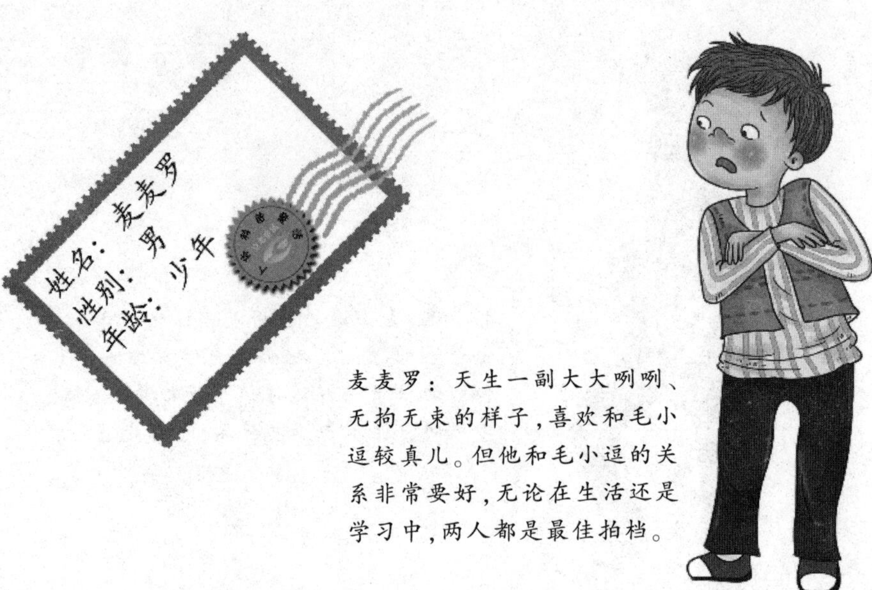

麦麦罗：天生一副大大咧咧、无拘无束的样子，喜欢和毛小逗较真儿。但他和毛小逗的关系非常要好，无论在生活还是学习中，两人都是最佳拍档。

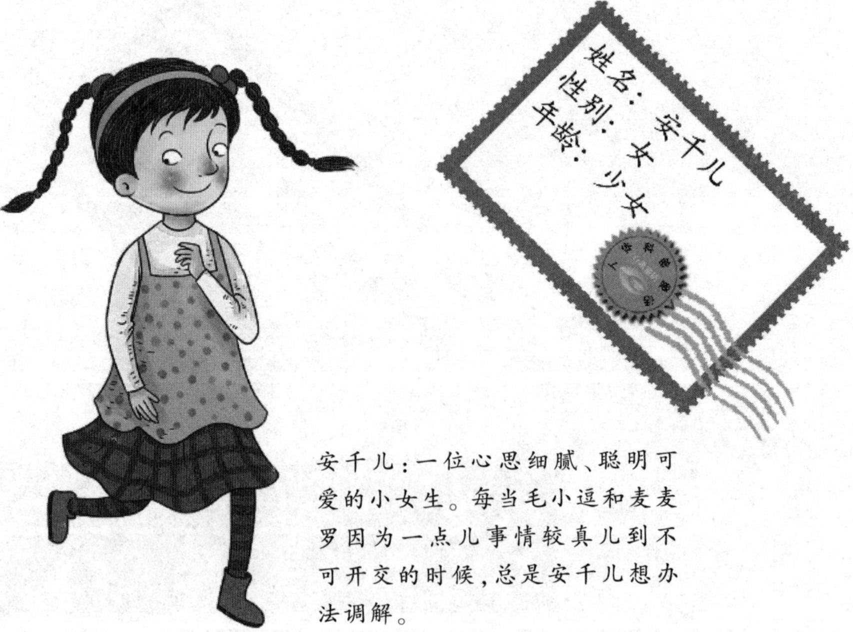

安千儿：一位心思细腻、聪明可爱的小女生。每当毛小逗和麦麦罗因为一点儿事情较真儿到不可开交的时候，总是安千儿想办法调解。

CATALOG 目录

009 第 1 章 推动血液流动的动力——心脏

010 ①当麦麦罗遇到罗麦麦

021 ②右心室

028 ③遗失地图

034 ④毛小逗误入心脏

053 第 2 章 一张由血管构成的高速路

067 第 3 章 氧气加工厂——肺循环

068 ①偶遇肺动脉兄弟

081 ②魔鬼肺动脉栓塞来袭

097 ③肺部的毛细血管

108 ④肺静脉

123 第 4 章 忙碌运输物质的通道——体循环
124 ①再遇毛细血管
134 ②体循环
141 第 5 章 高速路的指挥中心——血管运动中枢
149 第 6 章 大漂移到最高中枢

CATALOG

目录

第1章

推动血液流动的动力——心脏

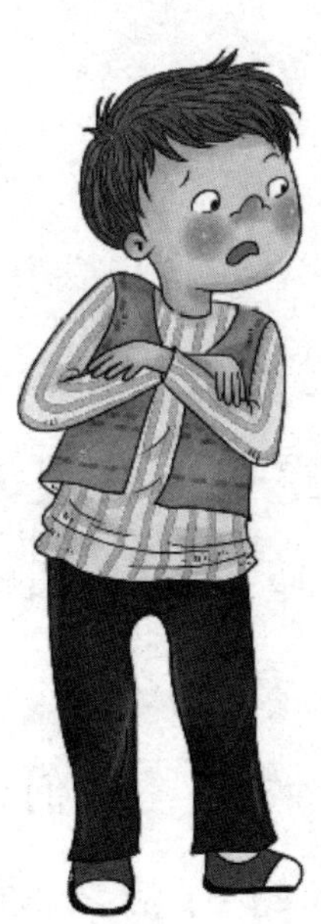

推动血液流动的动力——心脏

①当麦麦罗遇到罗麦麦

人类是地球上的霸主，传承古老，在几十亿年前就已经出现了人类的踪迹。无论是遥远的大海之畔，还是在古老而神秘的高山之巅，都有我们的先祖驻足远眺。

你瞧！高山迫九天，大海广四岸。我们的先祖到底是怎么走到那么雄伟的山峦之巅，又是如何凭借自己的双足走近大海的身旁，拥抱蔚蓝色的海洋的呢！

麦麦罗曾迷上了一本古老而可爱的书籍。里面有白雪公主，有七个小矮人，还有古怪的神话故事……麦麦罗的脑袋开始遐想。

“真该死！这到底是什么鬼地方。”麦麦罗突然哀嚎着。他抬头看看四周，用手揉了揉额

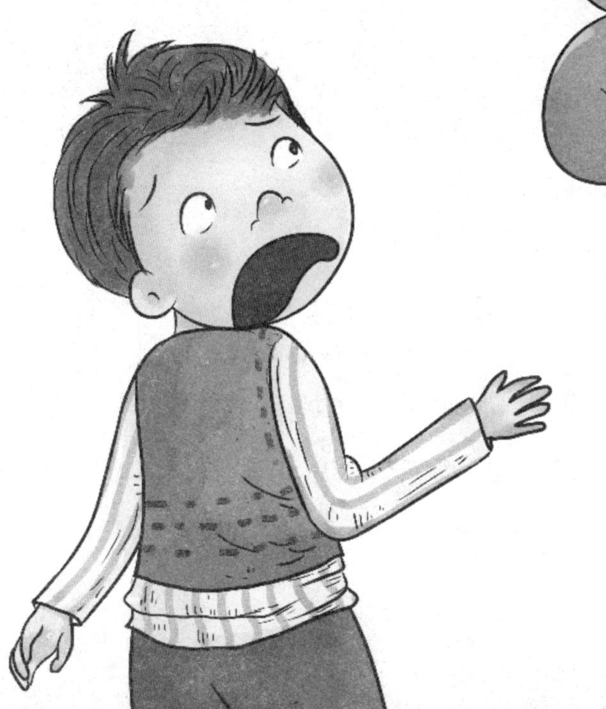

头，这里的墙可真硬，我的头都没能把它撞碎。

麦麦罗使劲用手在墙上按按，摇摇头说道:“哼!不跟你较劲了!要不是因为我找不到毛小逗和安千儿,我非要和你理论理论！”麦麦罗一边嘟囔还不忘踹了墙两脚。

“就算把我困在这里我也能走出去！到时候找到你这个罪魁祸首别怪我不客气！”麦麦罗自信满满地一边走着,一边哼着小曲：

麦麦罗在路上……

麦麦罗还在走……

麦麦罗坐下来休息了……

麦麦罗又开始走了……

麦麦罗开始叫妈妈了……

麦麦罗累了……

貌似遇到了比上次那个神秘的邀请信更棘手的事情。麦麦罗脑袋里开始胡思乱想起来："哎！要是毛小逗和安千儿在就好了。"

"毛小逗很讨厌，安千儿是个爱哭鬼！"麦麦罗有些急躁地嘟囔起来。"我怎么会想起他们两个讨厌鬼。"

又走了半天，还是望不到一个人，麦麦罗有些头大了："嗯，好吧。其实安千儿和毛小逗还是挺好的！"

麦麦罗想了好久终于想到了要怎么来形容自己现在的处境，那就是：一场捷径引起的意外。而且他越发觉得这里的人都不可信，虽然当时自己说的愿望是快速到达下一个地点，但是也不能这样被甩来啊。除却路途中的磕磕碰碰，竟然把自己和小伙伴都拆开了，你说这算什么事情！

经历过这些的麦麦罗小朋友，最后得出一个结论，那就是：人生没有捷径。当然现在可不是抱怨的时候，麦麦罗顶着满是疑问的大脑袋在这里晃了好久也没找到出路。

麦麦罗终于受不了了，他大声喊道："有

没有人，有没有人，有没有人啊？”

得到的却是同样的回答：“有没有人，有没有人，有没有人啊？”

“是回音吗？”麦麦罗大叫一声，发觉有些不对劲。

但是紧接着就听到“是回音吗”的回话。

“天哪！不是回音！难道是……还是妈妈说的那个怪物。”发生这种状况，麦麦罗小朋友可没有想到哇，他一直以为得到的回应肯定是没任何动静才对。

虽说经历了那么多，遇到这种情况，麦麦罗心里还是有点小胆怯。他壮着胆子继续问道：“你是谁？”

“你是谁？”你瞧，那个藏在背后的人再一次捉弄了他，竟然又学他说话。

“你好大的胆子！我可是麦麦罗，宇宙独一无二的麦麦罗！你是谁？”麦麦罗刚说完，在转身的时候似乎看到谁的身影一闪而过，吓得他“啊”地大叫一声，后退了好几步。

“麦麦罗，麦麦罗。”似乎那个人又开始重复自己的话。

麦麦罗吓了一跳！是的，当他醒来的时候就在这里了，他眼中满是恐惧，心脏都要揪起来了。他害怕得要死！

此时，另一处地方的安千儿和毛小逗也害怕得要死，心脏突突地跳动。

“怎么办？”安千儿紧张地看了看四周。

“这里不会是传说中的十八层地狱吧！”安千儿缩缩脑袋。

“先找找出路吧。”两个小伙伴小心翼翼地贴着墙壁走了好久，依旧没找到所谓的出路，转来转去一直都是那几个地方。

“咦，我好像听到有人在喊麦麦罗？”正在前面走的毛小逗突然停了下来，他这个动作可吓坏了安千儿。

“啊，谁，谁在喊？”安千儿在听到毛小逗的话后屏住呼吸听了一下，然后也赞同地点了点头。是，是真的有人在喊麦麦罗。

等等,怎么会有人喊麦麦罗呢,这儿会喊麦麦罗的人只有自己和毛小逗吧。这样想着安千儿觉得更害怕了:那个突然冒出来的人是谁,他为什么一直在喊麦麦罗的名字?

“我的天!难道又有哪个冒失鬼陷进来了?”安千儿耸耸肩。

现在这些都不重要,相信只要找到了麦麦罗,这些问题都能迎刃而解了吧。两个小伙伴朝着声音的发源处走去。

“你到底是谁啊?”麦麦罗有点愤怒地望着四周坚硬的墙壁大叫。

“麦麦罗啊,嘻嘻。”这东西丝毫不害怕,居然还兴奋地说道。

“好!你终于开口说话了!你到底是谁!别怪我没告诉你,我可是练过跆拳道的。”

“我就是麦麦罗啊。哎,对了,你是谁?”没想到那个人一口咬定自己就是麦麦罗。

“你个调皮鬼!”麦麦罗有点受不了了,大声喊道。虽然自己以前不大喜欢自己的名字,因为好多朋友都说自己的名字别扭，可是再不喜欢也是自己的名字啊。

“可是麦麦罗是我的名字！才不是你的呢！”这个古怪的声音又一次响起。

“哼！这可是我妈妈给我起的名字，你休想霸占。”

“你妈？麦麦罗的妈妈？”似乎是在询问麦麦罗，又似乎是在自言自语。

“当然是我妈了。我告诉你哦，我妈烧得一手好菜，还会唱两句越调，她可是世界上最好的妈妈。”麦麦罗大声吼起来。

“麦麦罗。”顺着声音寻来的毛小逗看到自言自语的麦麦罗后喊道。

“啊，毛小逗。”麦麦罗转身看到了身后的毛小逗和安千儿，顿时忘记了刚才的愤怒，开心地朝他们招手。

“不是在喊我吗？”没想到那个声音这个时候又出现了。它的声音听上去有点儿落寞。

“当然不是在喊你了，这些都是我的好朋

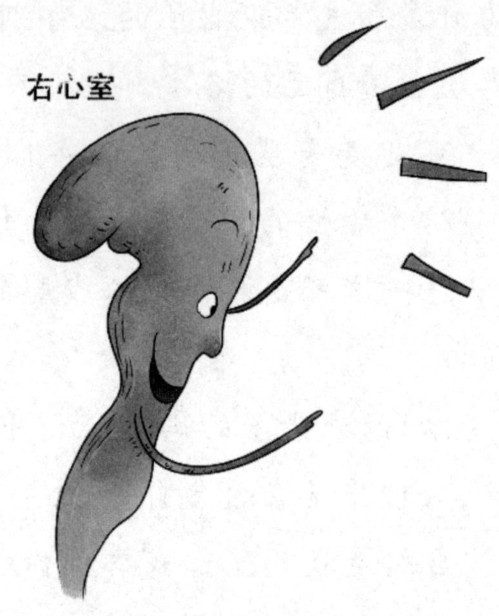

友。这个是毛小逗，我的好搭档，那个小女孩是我的同桌，安千儿。他们，你都认识吗？”终于有人可以证明自己就是麦麦罗，麦麦罗很是开心。

“快来，快来，我们赶走这个古怪的假冒品。”麦麦罗兴奋地叫起来。

“啊！”毛小逗听完麦麦罗的话有点诧异，这是怎么回事？

麦麦罗没办法，就把自己刚才所经历的

事情给小伙伴详细说了一遍，听到最后毛小逗终于听懂了，敢情这儿有个真假麦麦罗啊。

“咦，你们名字为什么会一样呢？”安千儿实在没想到，“麦麦罗”这个名字还会和别人重名，便很好奇地问。

“别理他！我妈给我取的名字，他明显是学我的呗。”麦麦罗有点儿无奈地耸耸肩。

“嗯，是我学他的。”没想到，这个假麦麦

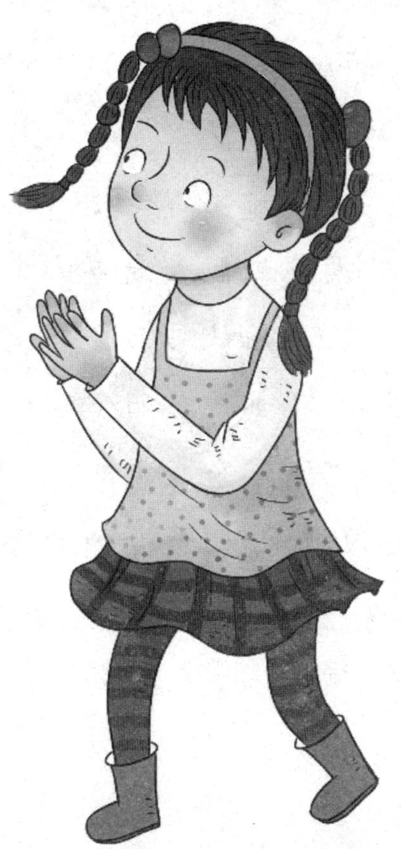

罗竟然也承认了。

“咦！你居然承认了。嗯哼！孺子可教！”麦麦罗围绕着这个假麦麦罗走了一圈，像个老先生一样地点点头。

“我没名字，不过我很喜欢这个名字。”似乎是弄懂了小家伙们的疑问，假的麦麦罗只好委屈地说。

“哦！原来是这样！你早说啊！喜欢的话我们一起叫麦麦罗嘛，有什么关系呢。”麦麦罗是个豪爽的小家伙，“以后，我们就以兄弟相称，我们都是麦麦罗。”

“不行，不行，名字都是独一无二的，怎么能共用呢。”没想到假麦麦罗尚未开口，安千儿首先反对起来，她认真想了想，突然开心地笑起来，“不如，不如他就叫罗麦麦嘛。”

“好啊，好啊，这个我喜欢，我就是罗麦麦了。”没等其他人反对，那个假麦麦罗，哦，不，是罗麦麦已经喊出了声。

麦麦罗，罗麦麦，当麦麦罗遇到罗麦麦，

那将要发生什么样好玩的事件呢，可不单单是混乱这么简单了。

②右心室

“对了，罗麦麦，你怎么会在这儿，这儿又是哪里呢？”毛小逗仔细研究了周围的环境，很是不解地问。

“我哪知道啊。”麦麦罗没好气地回答，“我要是知道的话，又怎么会困在这里啊？”

“我想说。”这时罗麦麦突然蹦了出来，“他是在问我，我才是罗麦麦。”

“啊。”麦麦罗这才想起来这个名字现在已经是别人的了，都怪安千儿以前开玩笑的时候一直喊自己“罗麦麦”，现在弄得自己以为问的是自己呢。

“我啊，这儿是我的家哎，我当然要在这儿，这儿是右心室。”罗麦麦对毛小逗的问题感到不解，他怎么会那样问，自己能待的地方只有自己家里了吧。

“右心室？”

“啊！”

“这是什么？”三个小伙伴听了他的回答，有了更多的不解和疑问。比如他们为什么会来到这里，再比如右心室到底是个什么地方，这儿到底有什么奇特的作用，要怎么走出这里等等问题。

“右心室啊，其实我就是右心室，不过我更喜欢你们帮我取的名字。对了，你们知道人的心脏吧，心脏如人的拳头，外形像个桃子，位于横膈之上，两肺间而偏左。心脏是一个中空的肌性器官，主要由心肌构成，有左心房、左心室、右心房、右心室四个腔。”

“左右心房之间和左右心室之间均由间隔隔开，故互不相通，所以啊，外界传言说我们不合，我们怎么会不合呢，我们可是好兄弟呀。心房与心室之间有瓣膜，这些瓣膜使血液只能由心房流入心室，而不能倒流。在左边的叫左心室，在右边的叫右心室，壁厚，肌肉发达。左心室与主动脉相连，右心室与肺动脉相连。血液由心房压入心室后，由心室压入动脉，分别输送到肺部与全身的其他部分。”

“右心室有出入两个口，入口即右心房出口，其周缘附有三块叶片状瓣膜，称为右房室

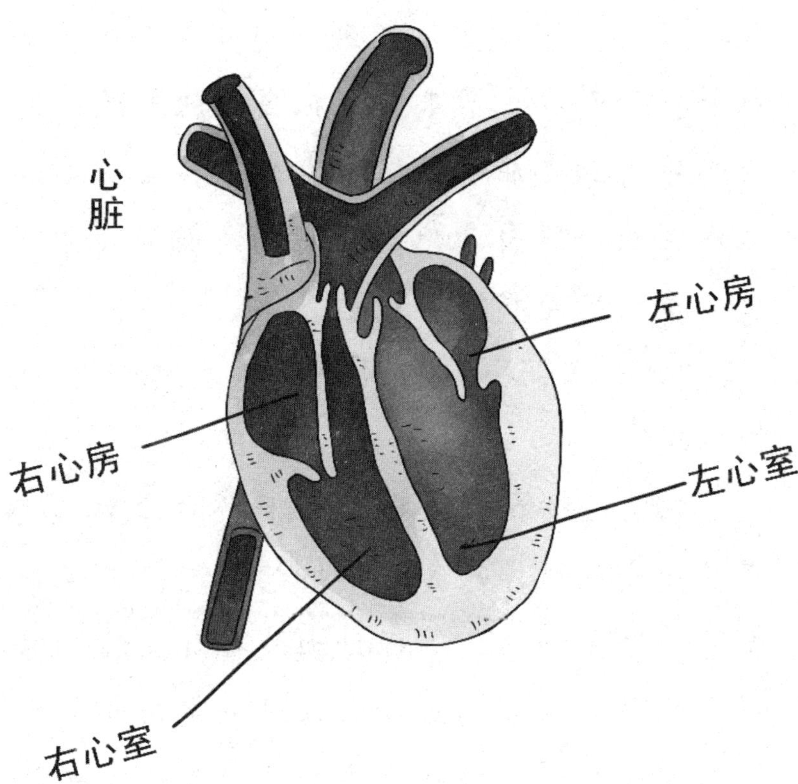

瓣(即三尖瓣),按位置分别称为前瓣、后瓣、隔瓣。瓣膜垂向室腔,并借许多线样的腱索与心室壁上的乳头肌相连。出口称为肺动脉口,其周缘有三个半月形瓣膜,称为肺动脉瓣。”罗麦麦耐心地给小家伙们讲了右心室的具体位置以及和左右心房以及左右心室的关系。

“啊,那右心室的具体作用你可以给我们说一下吗?”麦麦罗没想到这个罗麦麦还是个很神奇的存在,本来觉得把自己的外号给他当名字有点委屈了,这下麦麦罗甚至从心底里滋生出一股自豪感,真想拍着胸脯说:“罗麦麦是我麦麦罗的外号呢。”

“就是啊,说一下,说一下嘛。”安千儿也起哄道。

“嗯,这个我当然要说的嘛。”右心室,哦,是罗麦麦稍微停顿了一下继续讲道,“三尖瓣如同一个单向活门,保证血液循环由右心房一定向右心室方向流动和通过一定流量。当右心室收缩时,挤压室内血液,血液冲击瓣

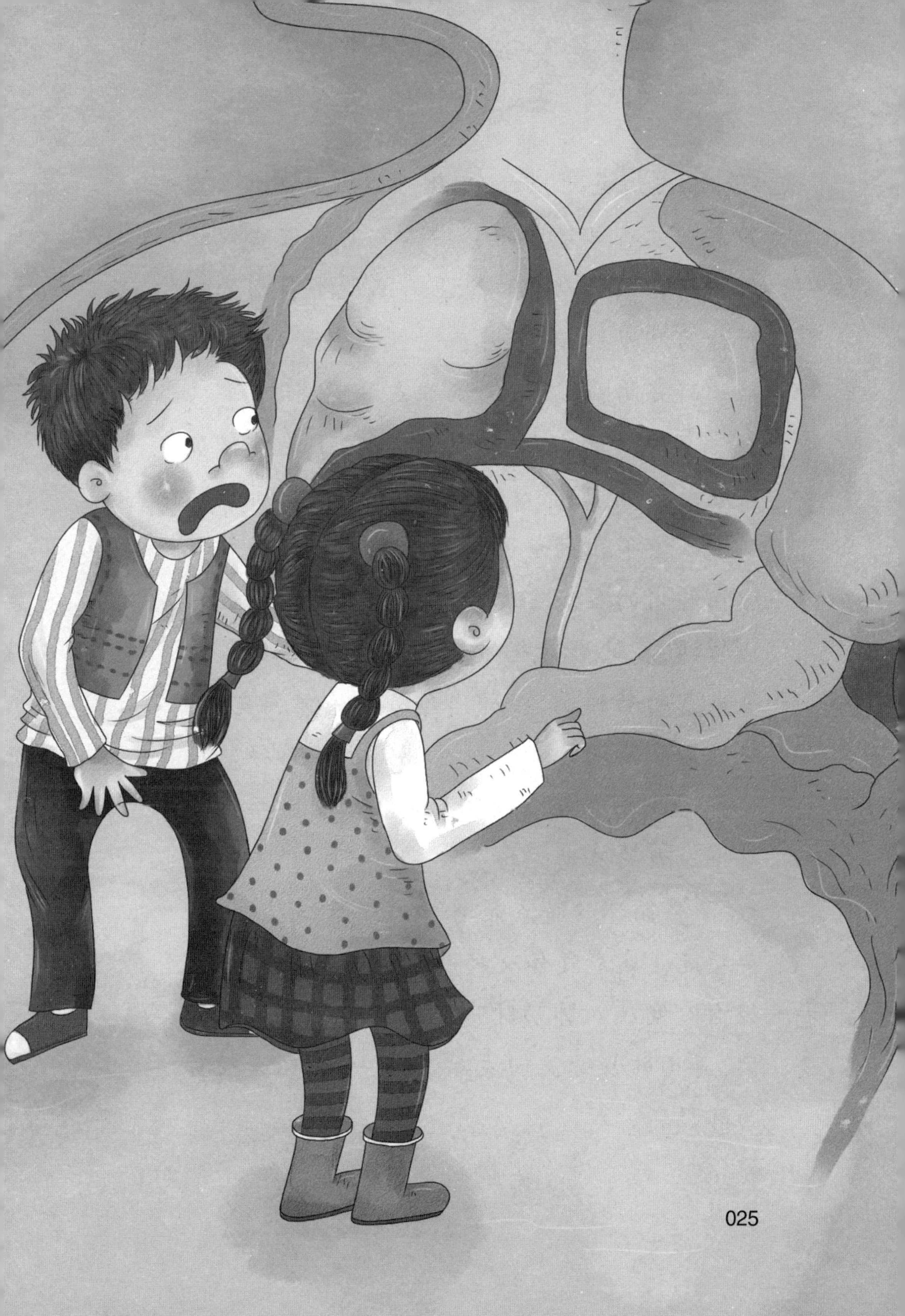

膜。三尖瓣关闭,血液不倒入右心房。右心室的前上方有肺动脉口，右心室的血液由此送入肺动脉。肺动脉口缘上有三块半月形的瓣膜称为肺动脉瓣(半月瓣),当心室舒张时,肺动脉瓣关闭,血液不倒流入右心室。”

“而且,你们知道吧,右心室还是肺循环的起始点哦。肺循环又被称为小循环。肺循环从右心室射出的静脉血入肺动脉，经过肺动脉在肺内的各级分支，流至肺泡周围的毛细血管网,在此进行气体交换,使静脉血变成含氧丰富的动脉血,经肺内各级肺静脉属支,再经肺静脉注入左心房。血液沿上述路径的循环称为肺循环或小循环。是我们心脏推动了整个血液的流动呢！”

“肺循环的特点是路程短，只通过肺,主要功能是完成气体交换。流回右心房的血液,经右心室压入肺动脉，流经肺部的毛细血管网,再由肺静脉流回左心房,这一循环途径称为肺循环。”

“啊，我们应该沿着那条路走走看。”虽然对毛小逗突然提出这样的建议有着许多不解，但是小伙伴们还是欣然同意。

对于小家伙们做出的决定，右心室也是赞同的。有句话怎么说来着，听别人说千万遍不如自己走上一遍。

为了感谢小家伙们的赐名，右心室画了幅地图给他们。有了地图一切都好办了，小伙伴们开始朝着地图上所指的方向走去。

看着地图上的坐标，他们明白肺循环的整个路径就是：

右心房→右心室→肺动脉→肺泡周围的毛细血管→肺静脉→左心房→左心室→主动脉→全身组织处的毛细血管

而现在他们所在的位置就是右心室，他们朝着图标一路走过去。

③遗失地图

“顺着这儿走下去，对不对？”安千儿从毛小逗手中拿过地图，指了指地图上的位置。

“该死的。怎么说我也是他的兄弟，怎么就给了这么一张地图，这儿不清楚，那儿不清楚的，到底该往哪边走？”麦麦罗看着手中那张皱巴巴的地图，不知道说什么好。

“是这里，这里啦。”安千儿觉得自己肯定不会错，再笨也不至于把地图看错了吧。

“这里啊。”麦麦罗指了一下，安千儿就把地图拿过来不让麦麦罗看。

“喂，不要这么

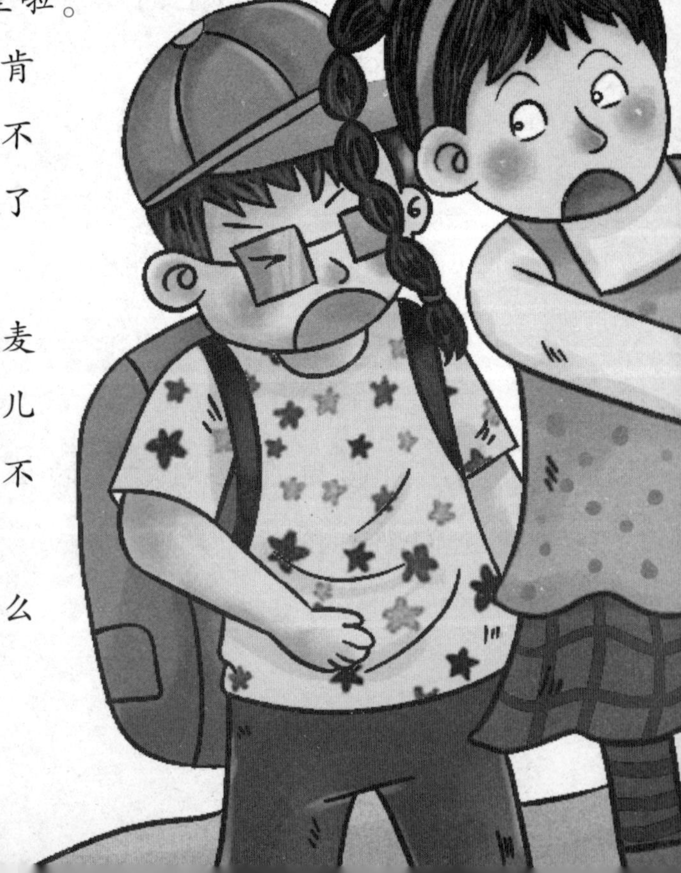

霸道。这可是我兄弟给的地图。”麦麦罗作势要去抢。

“哼！你刚才还骂他呢！”安千儿撇撇嘴。

看到麦麦罗要来抢，安千儿赶紧跑，慌乱之中撞上了正在低头思考的毛小逗，那张画

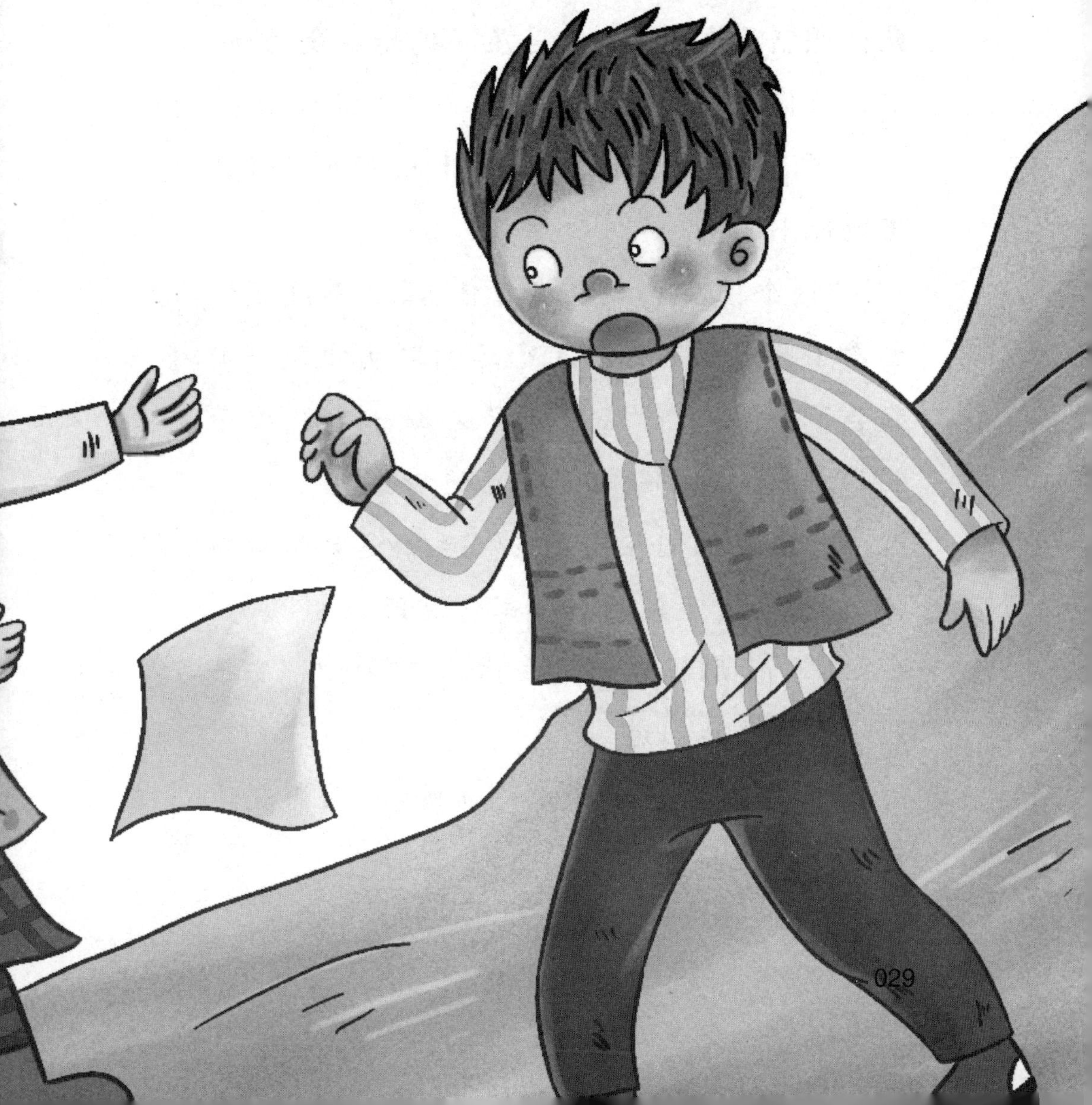

着地图的纸张就飘落在地上。

其实这些没什么，问题是纸张在掉落在地上之后竟然奇迹般地消失了。没错，是消失了！小伙伴们这才想起来，右心室说过这是特殊的纸，千万不能沾染上一点点血，那样的话就会凭空消失的。真的是屋漏偏逢连夜雨啊，小家伙们现在所在的地方怎么可能没有血。

“啊，我，我忘记了。”安千儿有点不好意思地低下了头。

“这个，这个，我也有责任，反正路线我们都看了，以我家搭档毛小逗的聪明才气一定背会了，对不对？”经麦麦罗这么一提醒，安千儿瞬间又把希望放在了毛小逗身上。

“什么？你们在搞笑吗？”毛小逗只忙着想什么，根本没听见两个小家伙说话。

“那个，肺循环的路线你都记得吧？”安千儿小心翼翼地问道。

“那个啊。”毛小逗略一沉吟，故装深沉地说道：“不记得。”

“什么？”听到毛小逗说不记得，麦麦罗觉得自己想撞墙的心都有了，他竟然不记得，他到底都记得什么啊，“喂，毛小逗，你不是号称最最聪明的人吗，怎么会不记得，你看了一遍应该记得的啊。”

毛小逗看着麦麦罗觉得有点摸不着头脑，自己是很聪明，可也不是天才啊，而且自己不记得的重要原因就是，路线明明被写在纸上干嘛还要记啊。

“那现在怎么办嘛，都怪我。呜呜呜呜……”安千儿说着竟然哭了起来，如果自己不和麦麦罗打闹怎么会这样子啊。

“别哭，别哭，不怪你，怪我。”麦麦罗虽然平时总喜欢欺负安千儿，可是这个时候作为一个有担当的男子汉，他觉得应该勇于承担一切。

“毛小逗你说吧，怎么处罚我，我都接受。”麦麦罗拍了拍胸脯对毛小逗说。

“什么处罚，你们怎么了？”毛小逗一脸疑

问地看着麦麦罗和安千儿，他们两个一个哭哭啼啼的，一个说这些莫名其妙的话究竟是怎么了呢。原来毛小逗只顾着思考刚才罗麦麦也就是右心室说的话，根本没注意两个小伙伴把地图弄丢了的事情。

“啊。”显然麦麦罗也猜到了他没注意，他觉得这个时候一定要稳住毛小逗。“搭档，假如啊，我说假如我跟安千儿一不小心把一件很重要的东西弄丢了怎么办？”

“什么很重要的东西？”毛小逗一边观察周围的环境一边漫不经心地问。

“比如啊，这只是打个比方，比如说地图。”在麦麦罗还没开口之前，安千儿赶紧补充道。

“丢就丢了呗，我们三个人在一起一定会找到路线的。”毛小逗满不在乎地回答。

有了毛小逗这样的回答，麦麦罗放心多了，他对安千儿使了个眼色，然后上前拍拍毛小逗的肩膀：“搭档，我就知道你聪明绝顶，一定能够找到路线的。”

“别开玩笑了，你们不会真的把地图弄丢了吧！我觉得我们好像到了地图上标注的第二个地点了。”毛小逗一直以为麦麦罗在和自己开玩笑，伸手问他要地图。

“搭档，虽然我也不相信，但这个世界上有很多神奇的事情，比如地图的神秘失踪，会不会是外星人来夺走了地图……”麦麦罗瞪大眼睛说道。

“什么？消失了，你们两个是干什么的啊，知不知道，我们要靠着地图走啊，你们现在给我画个地图啊，啊……你们，你们怎么可以这样！那还是你兄弟给你的地图呢！就这样被你们弄丢了！”毛小逗听到不是玩笑是真的消失时，有点生气。

麦麦罗低低地对安千儿说：“谁说只有女生变脸快啊，你看看毛小逗，刚才是他自己说的不生气的。”

本来是件很值得难过的事情，看着毛小

逗气急败坏的样子，安千儿竟然忍不住笑了出来。

“还笑。我现在很生气！”说了大半天的毛小逗自己也忍不住笑了，“哎呀！你们倒是想想办法啊！现在怎么办？”毛小逗掐着麦麦罗的脖子使劲摇晃起来。

“地图弄丢了，只能这样瞎摸索了。”毛小逗叹了口气，继续看着周围的一切。他迫切地想找到下一个路途所经过的点，对于这个巨大的迷宫，他有着很强烈的求知欲望。他想知道，关于人体的一切，他想知道在这小小的人体内究竟隐藏着怎样的奥妙。

④毛小逗误入心脏

“哎，其实当初是有个摆在我们面前的路的。”麦麦罗突然没头没脑地说了这么一句话。

“是啊，当时……”安千儿刚要继续说下

去，突然想到这样说肯定会让毛小逗不快，便不再说了。

“你们是不是觉得当初放弃了离开的机会很后悔？”毛小逗难得和他们讨论一次这个问题。他似乎也憋了一肚子的话，想一吐为快。

“也不是很后悔，可是，可是放弃了那个出口，再次找出口真的特别难。”麦麦罗挠了挠头说道，“你瞧，我们又走了这么久，都没有找到出口。”

“嗯，就是。其实那个时候如果不放弃那条出路，我们现在一定回到家了。”安千儿也忍不住小声说道。

“你们觉得我们这是在找出口？”毛小逗在听完小伙伴的话之后，有些气恼。他一直以为小伙伴和自己想的一样，留下来是为了探知更多的东西。

“呃。难道不是吗？”麦麦罗感觉到了毛小逗的怒意，他声音小了点。

“嗯，好，我会尽快找到出口，送你们出去的。”这句话从毛小逗嘴里说出来时带了些许莫名的怒意。

“什么叫我们呀。喂，毛小逗。”看着毛小逗加快的步伐，麦麦罗和安千儿才惊觉，这个一直很淡然的男孩子生气了。

其实安千儿和麦麦罗心里也挺不舒服

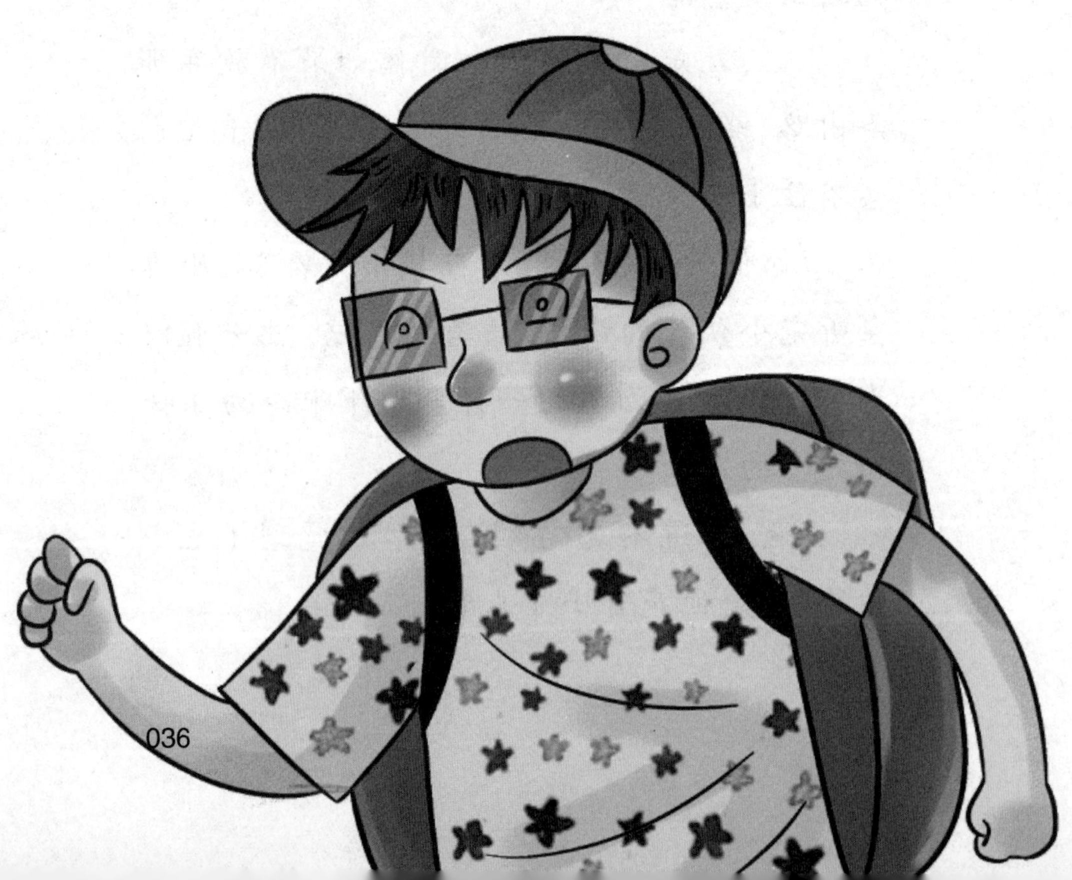

的，他们只是抱怨了一下，并没有说什么呀。

“啊。”远远地只听到毛小逗的尖叫声。

“喂，怎么了？”两个小伙伴跑过去才发现四周根本没有人。是的，没有人，毛小逗竟然消失了。

这个让小伙伴们很害怕：怎么会，刚才明明还听到他声音了，怎么就消失了呢。

当务之急是要找到毛小逗。

“毛小逗。”

“毛小逗。”两个小伙伴在这里人生地不熟的，真的想不到别的办法，只能这样喊来喊去，希望听到期待的声音。

时间一秒一秒过去了，迎接他们的依旧是无休止的沉默。

“怎么办？”安千儿有些慌了。这个时候唯一的办法就是指望身边的麦麦罗了，虽然麦麦罗以前总是给人极其不靠谱的感觉，可是此刻，能相信的也只有他了。

“我们……”麦麦罗突然不说话了，他想

他已经知道毛小逗去哪里了。因为在他们前面有个古老的宫殿,是的,宫殿。

可能是年代久远的关系，宫殿看上去很陈旧,大门紧紧地关闭着。安千儿也看到了此刻正紧紧关闭着的大门,她似乎有点理解了。

“你的意思是,毛小逗在里面?”安千儿觉得这里的气氛有点诡异。

“嗯,我们去看看。”麦麦罗说着便去推门。

“等,等一下。”安千儿突然出手阻止了麦麦罗接下来的动作,是的,安千儿害怕了,她总觉得那个门里面有着自己恐惧的东西。

“我们必须去,要不,你在这等着我。”麦麦罗虽然平时爱热闹，爱瞎闹，可是这个时候,他还是站了出来,像个男子汉一样,看着身边的小伙伴。

“吱呀”一声,厚厚的门被麦麦罗推开了,里面一片黑暗,什么都看不到。

“我们一起去。”安千儿稍微犹豫了一下,

跟着走了进去。

因为四处黑洞洞的，他们什么都看不到，只好摸索着前进。

“快离开。”

“啪。”

毛小逗的声音和门被关上的声音一起响起。

“哎哟，又来两个。”刚才还黑洞洞的屋子突然亮了。

亮了之后，安千儿才知道什么是真正害怕，她手边不知道是什么东西，那个怪异的东西吓了她一大跳。

“你，你在这里呀。”稳定了情绪的安千儿赶紧冲着毛小逗说，这个时候她非常想有个人来告诉她到底发生了什么，显然，这里只有毛小逗是最佳人选。

“你们怎么不赶紧走呀，谁让你们过来的。”毛小逗眼睁睁地看着小伙伴也跟着到了这里，很是着急。

“喂，搭档，认识这么久，我们是那样的人吗?”麦麦罗说完不忘又补上一句，“早知道这里这么吓人，我肯定不来呀。”

“哟，胆子真大。”一直沉默着的人突然开了口，小家伙们这才想起来，这里似乎还有别人。记得门被关上的那一刻是有人说话的，这个时候竟然忘记了这件事情。

当然，这个声音要比想象中恐怖很多，刚才只是轻轻一句话没怎么听清楚，现在可不是了。现在清清楚楚听得出她话语里那种自带的恐惧。

“不如，我们就来玩个游戏吧。”看到小家伙不说话，那个人继续开口，“捉迷藏，我数到10，如果你们能跑出去，我就放了你们，如果跑不出去……哈哈哈哈。”小家伙们当然明白那些他没说出来的话代表什么。

“等，等一下，这样是不是有点不公平。”麦麦罗打断了他的话，“你对这里很熟悉，你让我们这样在人生地不熟的地方跑，怎么可能不被你找到。"

"哦，怎么，你还有意见？"

"当然，当然是……"

"没意见。"在麦麦罗准备说"当然是有意见"的时候被毛小逗打断了，他看了一眼麦麦罗，示意他不要说话。

"那就最好了，我开始数喽。"或许是话语里带着的笑意让他的声音听起来更瘆得慌了"1，2……"

麦麦罗拽着毛小逗和安千儿准备跑，毛小逗却摆了摆手表示不必了。

"为什么不跑呀？"麦麦罗不解地问毛小逗。

"你还没观察过这里吧？我们是跑不出去的，这里有四个入口，出口却只有一个。你懂吧？那个出口，别说他数到10了，数到一百我们都跑不到。"毛小逗分析了现在的情形之后反而淡然了好多，他直接盘腿坐了下来。

仔细一想，毛小逗说的有道理呀，那，那

还跑什么，麦麦罗和安千儿也席地而坐。三个小伙伴虽然表面上都很淡然，其实心里早已是七上八下了，也不知道这个人会怎么处理自己。

“哦，不跑呀？”那个人微微一笑，“私自闯进我的地盘，你们也都清楚是跑不掉的吧。嗯，很好，很好，哈哈哈哈。”

“真的是一群可爱的小家伙哇，不过可惜，我最喜欢摧毁的就是那些看上去美好可爱的东西。”那个人依旧是不紧不慢地说道。

“你们选吧，哪个先来接受我的惩罚呢。”“惩罚”两个字被他说得令人极其不舒服，不是故意加重的语气，而是有点婉转，这份儿婉转里还带着一点点说不出来的轻蔑。

“我！让他们走！”毛小逗率先站了出来。

“哎，逞英雄也不能这样。我！”麦麦罗也不甘示弱。

“哎哟，那就一起吧。”那个人似乎对他们做出的反应没有一点点惊奇，换句话说他觉得都是很平常的行为。

“慢着。”毛小逗在脑海里搜索着自救的办法，“让我们死也死个明白，你还没告诉我你是谁。”

“我是谁重要吗？”那个人似乎在想着什么，良久再次开口，“好，让你们明白点。其实你是个很聪明的小孩子，刚才你已经把我的重要特征都说了，我这个宫殿有四个入口，一个出口。”

“其实，我就是。嗯，构成心脏大部分的左心房。在左心房后壁的两侧，各有一对肺静脉口，为左右肺静脉的入口；左心房的前下有左房室口，通向左心室。由肺进行气体交换后的新鲜血液，经肺静脉流入左心房，然后经左房室口流入左心室，在左房室口处生有二尖瓣（左房室瓣），血液由左心房经此口流入左心室。”

“心底朝向右上后方，大部分由左心房构成，小部分由右心房构成，四条肺静脉连于左心房，上、下腔静脉分别开口于右心房的上、下部。在上、下腔静脉与右肺静脉之间是房间沟，为左右心房后面分界的标志。”

“左心房？哇哇，竟然是你。”安千儿完全忘记刚才这个恶人是怎么吓唬自己和小伙伴的了，在听到对方的名字后直接蹦了起来。

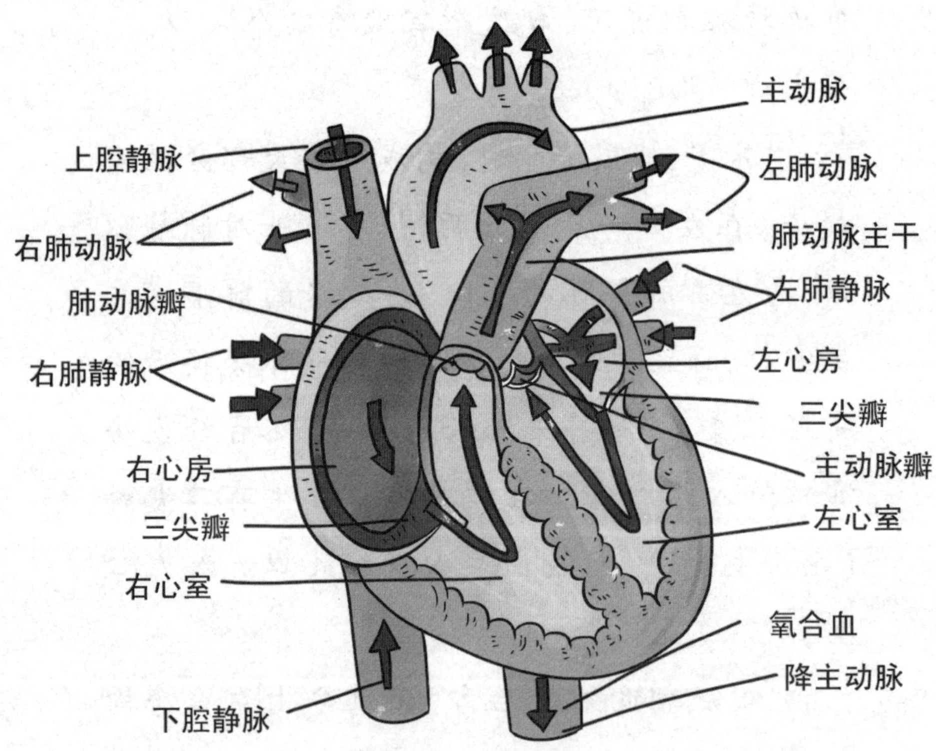

“你认识我？”那个凶巴巴的声音这个时候听起来竟然带了些许迷茫。是的，虽然他在这里是很出名的，可是，这三个小家伙应该是外来人员吧。

“难不成你们还是我的粉丝？哈哈哈。”不知道为什么这个凶巴巴的人在说这句话的时候，满是自嘲的意味。

其实如果小伙伴们多多了解他就会明白了，因为左心房总是忙忙碌碌的，这样的忙碌让他根本没机会和那些从小一起长大的朋友玩。久而久之，和朋友之间就越来越少话说了，而他也越来越沉默了。他平时几乎不说话，这次看到突然闯进来的三个小家伙，才决定和他们玩玩的。

别看他凶巴巴的，那不过是为了掩盖自己不善交际这件事情，他害怕如果让别人知道自己不知道怎么和人交流会被嘲笑的。

“呃。”如果仔细看就会发现安千儿在说下面这些话的时候捏紧了右手，“其实，是右心室了，他说让我们看到你的时候，向你问好。”

“右，右心室，他？”左心房愣了一下，他真的没想到原来自己的伙伴还记着自己，他一直以为小伙伴们是再也不想和自己说话了。

“是啊，是啊。”毛小逗看到安千儿极力这样说的时候，竟然明白过来，赶紧附和道。

麦麦罗也不是傻孩子，他看着小伙伴们，似乎懂了，小伙伴们这是套近乎。套近乎这种话还是麦麦罗最拿手了。

“是呀，右心室还在我们面前夸你了呢。”麦麦罗觉得自己真的是个好演员，“他说你很勤劳刻苦，对人很好。”

“对人很好？”左心房迷茫了一下，声音却不再凶巴巴，反而有点温柔和不安，“这，这是真的？”

“当然是了，要知道我们可是顺着右心室一路走到这里的哦，还能骗你不成。”为了让这个凶巴巴的人相信自己，毛小逗赶紧把路线说了一遍，说了自己是怎么顺着静脉血从右心室走到肺动脉干及其分支，然后再走到肺部的毛细血管，最后经过动脉血经过肺静脉，来到左心房的。

等他把这些完完全全仔仔细细地说完，左心房才相信了他的话。他看了看小家伙们，有点不好意思地挠了挠头：“刚才吓到你们了吧，其实，其实我是逗你们玩的。”

虽然左心房这么快就改变的态度让小伙伴们很是接受不了，可是比起那个凶巴巴的他，小伙伴们倒是更喜欢现在这个。

“哎，对了，刚才你还没说完吧，再说说你自己。”安千儿赶紧凑了上来，“继续说嘛，告诉我们具体的情况，我们可是很好奇呢。”

“呃，刚才是没说完。”左心房没想到小家伙们这么热情，竟然爱听自己说那些枯燥无味的身世，不过既然他们想听，他当然是恭敬不如从命了，“心脏一次收缩和舒张，称为一个心动周期。它包括心房收缩、心房舒张、心室收缩和心室舒张四个过程。血液在心脏中是按单方向流动的,经心房流向心室,由心室射入动脉。在心脏的射血过程中,心室舒缩活动所引起的心室内压力的变化是促进血液流动的动力,而瓣膜的开放和关闭则决定着血流的方向。心房开始收缩之前,整个心脏处于舒张状态,心房、心室内压力都比较低,这时半月瓣(动脉瓣)关闭。”

“由于静脉血不断流入心房,心房内压力相对高于心室,房室瓣处于开放的状态,血液由心房流入心室,使心室充盈。当心房收缩时,心房容积减小,内压升高,再将其中的血液挤入心室,使心室充盈血量进一步增加。心房收缩持续时间约为0.11秒,随后进入舒张期。心房进入舒张期后不久,心室开始收缩,心室内压逐渐升高。首先心室内血液推动房室瓣关闭,进一步则推开半月瓣而射入动脉,当心室舒张,心室内压下降时,主动脉内血液向心室方向返流,推动半月瓣,使之关闭,当心室内压继续下降到低于心房内压时，心房中血液推开房室瓣，快速流入心室，心室容积迅速增加。此后，进入下一个心动周期，心房又开始收缩，再把其中少量的血液挤入心室。”

“一般情况下，血液进入心室主要不是靠心房收缩所产生的挤压作用，而是靠心室舒张时心室内压下降所形成的‘抽吸’作用。”既然已经被小家伙们见到了自己这样的一面，

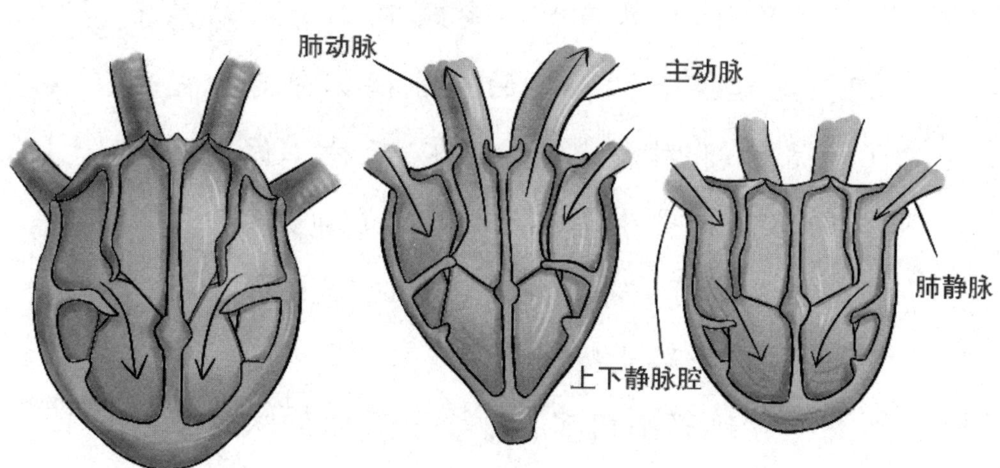

左右心房收缩，分别将血液压至左右心室

左右心室收缩，分别将血液泵入主动脉和肺动脉

全心舒张，血液经静脉被吸进心房

左心房索性放下架子，和小家伙们有说有笑了。

“哎,对了。我们见了右心室,左心房,为什么没有见到左心室和右心房呢?”毛小逗突然问道,“人体内是有左心室和右心房的吧?”

“当然有了。没见到,是因为你们走的是肺循环这条路,不经过他们了。”左心房笑眯眯地说道。

“啊,肺循环?还有另一条路?”麦麦罗听左心房这样说不禁好奇起来。

“是啊,当然有另一条路了。”左心房想了想，继续说道,“人体的血液循环分为体循环(大循环)和肺循环(小循环)两种。你们刚刚走的路呢就是小循环了,也就是肺循环。”

“这样啊。”安千儿拍手道,“那,那要怎么顺着另一条路走呢?”

“看到那个门了没,等一下你们从这里出去,然后沿着左肺静脉走,没多久就会到达左心室,你们可以向她问一下关于路线的问题。

当然了，路上你们还会遇到自己的老朋友哦。”虽然有些不舍，可是左心房不得不和小家伙们说拜拜了。

走出了左心房，麦麦罗突然拍了拍安千儿的肩膀：“你怎么知道他和右心室认识呀？”

“我猜的。你想我们是顺着这条路过来的，可见他们应该算是一种合作伙伴吧，我就随口说了一下，没想到被我说对了。”安千儿现在想起来还是觉得有点怕怕的，幸亏他们真的认识，如果不认识的话，那可就吓人了。

第2章

一张由血管构成的高速路

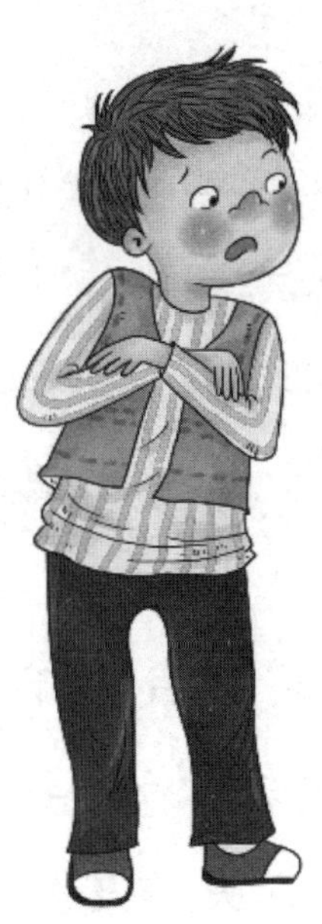

“可不是嘛，这儿简直就是恶魔窟，我们还是快走吧！”麦麦罗心中也是一颤。

麦麦罗和毛小逗、安千儿三个人沿着左心房指的路一直走下去，道路十分崎岖但也不乏生趣。

毛小逗盯着四周不断漂流的大石头吓坏了，可是大石头砸在头上居然是软软的，毛小逗不自觉地用手去抓红色的大石头，居然把大石头打碎了！

“我的天！毛小逗，你不光是脑袋聪明绝顶，现在还能开山裂石了啊！”安千儿瞪大了眼睛。

“冤枉啊！这石头根本就是软的，像是气球一样。”毛小逗一脸的苦笑。

“真的假的？来，安千儿，我们也快抓一些石头来玩。”麦麦罗突发奇想。

天空飘着红色的大石头，十分漂亮，就像是妈妈的手掌一样，让人看到之后倍觉温暖。

安千儿和麦麦罗一跳，趴在了一块大石头上：“嗨！还真是，毛小逗这次没有骗我们哎！”

“安千儿，为什么是这次，我哪次骗过你们呢！”毛小逗一脸的无奈。

安千儿仔细一思考：“就算以前没有以后总会有的嘛！别灰心！”

三个人玩耍过后又一次踏上了旅途，满眼望去都是红色大石头，煞是漂亮，可时间久了,几个人也厌烦了。

“这到底什么时候才是终点啊!”安千儿觉得有些乏味。

就在这时,突然有一阵窸窣的声音传来。漂流了一路,安千儿和麦麦罗从来没有见过别的东西,这次可吓坏了,急忙双手捂住胸口,紧张地盯着四周。

“有人吗?有人吗?”叫了几声之后,麦麦罗终于松了一口气。

“是我们自己吓自己了。”安千儿也放心下来。

“嘿嘿,我们旅途中若是没有些冒险也很乏味呀!”毛小逗看着两人紧张的样子,嘿嘿地笑了起来。

“是吗?想要冒险,那我就给你们些刺激的!”突然一个沉闷的声音在三人的耳边响起。

“天哪!刚才不是我们的错觉。”安千儿几乎被吓哭了。

“当然，这里是血管的世界，你们身体下的红色大石头就是血小板。都怪你们耽误了我运输的时间，阻碍了血小板的前进，真是可恶。”这个沉闷的声音里分明带着憎恶。

这沉闷的声音刚一结束，突然前面的墙壁发生了不可思议的扭曲，一道厚厚的墙壁突然出现在安千儿眼前。

“哎呀！我的头！”安千儿大声叫了起来。

“哼哼！够刺激吧！”这沉闷的声音有些开朗了。

“你是个大变态，不知道这会很疼吗？”安千儿不停地揉着自己的脑袋。

这句话刚一结束，安千儿突然觉得自己的身子一重，身下的大红石头居然变了模样，干瘪地从自己的身体下移开了。

“哎呀！我的屁股！”安千儿又一次惨叫。

“哼！让你还敢说我坏话！我不怪你们耽误我运输氧气的时间已经是大发慈悲了，想不到你们在我的世界里，居然还敢骂我。”

毛小逗一看安千儿的遭遇，原本冷峻的脸上顿时堆满了谄笑："血管哥哥！你可真厉害，我们只怕连你的一根手指都打不过哦！"

"知道就好！我可是行走全身的！就连心脏也没有这个权利。"血管高傲地说道。

"对，对，我们刚刚见到左心房和右心室两个兄弟了，看到了他们的悲惨遭遇，他们和血管哥哥比起来，根本就是一个天上一个地下。"毛小逗继续献媚道。

"哈哈！我岂是他们能够比拟的！主人想要做什么不需要我的帮忙？他们哪一个想要运动不需要我的帮忙？"

毛小逗心中暗暗发笑："原来这血管是喜欢别人赞扬他啊！"

"血管哥哥！你是我见到的最伟大的人了。"

"哼哼！你知道我有多伟大？不见得吧！别骗我，以为我是一说好话就能忽悠的，还是省省心吧！"

血管的话刚一说完，毛小逗的脸就拉了下来，心中却暗自苦闷："这血管怎么这么精明呢！"

就在这时候，却听到血管说："虽然你们什么都不知道，我还是会发慈悲地告诉你们，也好让你们到处游走时不会被别人瞧不起。"

紧接着血管说道："我分为动脉、静脉和毛细血管三大部分。动脉是血液由心脏射出后流往全身各器官时所经过的管道，其管壁较厚而有弹性，能承受内部的压力；静脉是血液由全身各器官流回心脏时所经过的血管，静脉的容量很大，通常可容纳全部循环血量的60%~70%，故有容量血管之称；毛细血管是介于动脉和静脉末梢之间的管道，几乎分布于全身的各个器官。毛细血管管径细小、管壁薄，通透性大，有利于血液和周围组织细胞进行物质交换。"

"啊，那刚才说的软软的那些血小板有什么作用呢？"麦麦罗不失时机地追问道。

“啊，那个是我们血管输运的物质之一。”血管果断地答道。

“麦麦罗，这个你也不知道吗？”安千儿借机挖苦了一下麦麦罗，“说起血小板的形成，我还真知道一些关于它的知识。”

“哦？那你讲来听听。”麦麦罗说。

“血小板呢，是只存在于哺乳动物血液中的有形成分之一。它的形状不太规则，或呈两面微凹形，或呈椭圆形，或呈圆形。它的个头不大，比红细胞和白细胞小得多，人体内的血小板平均直径约 2~4 微米，厚 0.5~1.5 微米，平均体积 7 立方微米，而且它没有细胞核。”安千儿流利地讲起了血小板的常识，“你知道吗？在好长一段时间内，科学家们都认为血小板是血液中的无功能的细胞碎片。直到 1882 年，意大利医学家比佐泽罗通过研究发现，血小板在血管损伤后的止血过程中起着重要作用，并首次提出‘血小板’的命名。血小板除了止血作用以外，在伤口愈合、炎症反应、血栓形成及器官移植排斥等生理和病理过程中都有着非常重要的作用。”

麦麦罗听到这里，不禁向安千儿竖起了大拇指。安千儿嘴角微扬，露出得意之情。

“那你们知道血小板是如何形成的吗？”这时血管见缝插针地问道，生怕安千儿继续讲下去，会遮挡了自己的风头。

三个小伙伴明白了血管爱争风头的意思，都摇头表示不知道。

血管趁势说道：“血小板由骨髓造血组织中的巨核细胞产生。这个产生过程也相当复杂。首先，多功能造血干细胞在造血组织中经过定向分化形成原始的巨核细胞，又进一步成为成熟的巨核细胞。接着，成熟的巨核细胞膜表面形成许多凹陷，并伸入胞质之中，相邻的凹陷细胞膜在凹陷深部相互融合，使巨核细胞部分胞质与母体分开。最后，这些被细胞膜包围的与巨核细胞胞质分离开的成分脱离巨核细胞，经过骨髓造血组织中的血窦（微血管和一部分静脉的腔扩大了，而且无血管壁包围，于是便形成了组织间不规则的空隙，血液在空隙流过便成了血窦 。血窦主要分布在脾、肝、红骨髓及一些内分泌腺中)进入血液循环成为血小板。”

“哇，你不但功劳大，知道的也真多啊！”安千儿又借机夸赞了一番血管。

“那是自然。你们好好给他们说说，我的作用有多大，让心脏、肺脏他们都知道血管可是功劳最大的。”血管自豪地说道。

毛小逗一听，顿时明白了血管的企图：哈哈！这血管还真是喜欢被人夸赞，喜欢争功呀！

受到小伙伴们的夸奖和另眼相看，血管又继续说道：“当然，我们血管也要感谢血小板对我们做出的贡献，它在修补破损血管方面，做出了很大的贡献，不过它的寿命较为短暂，只有 7~14 天。”

“哎呀，坏了。只顾着跟你们说话，肝脏又

要请我去帮忙了，我就说吧，他们谁离开我都不行。”血管正说着话突然停了下来。

“你们也该走了，我让你们坐一次我独有的大漂流吧！也好让你们看看我血管的威力。”血管虽然走得很急，但是依然不忘把自己的好大喜功摆在三个人的面前。

血管的话刚一说完，一阵古怪的红色光晕就从安千儿他们三个的背后冲了过来，离得近了，才发现居然是满眼的红色大石头，几乎把血管都堵塞了。

血小板形成了潮汐一样的波动，让安千儿和麦麦罗他们全都徜徉在血液的海洋中。

突然，血小板变化了形状，变得十分漂亮，而且碰撞到血管还会发出丁东丁东的响声，十分悦耳，让人听起来有一种愉快的感觉。

“哗啦！”一阵血小板的浪潮涌过来，扑得安千儿、麦麦罗、毛小逗满身满脸都是，好玩极了。

“这可真是一群古怪的石头哦！”麦麦罗挠挠脑袋。

“哎！你说到底是血管的功劳大，还是心脏的功劳大呢！”安千儿突然疑惑起来。

“呵呵！那还用说，自然是血管啦！”毛小逗想都没想。

“不对，一定是心脏的，看我兄弟罗麦麦是一个多么可爱的人，又勤劳又朴实，还送我们地图。”麦麦罗急忙争辩道。

“你没听到全身上下都有血管的踪迹，无论哪个器官都要血管帮忙。”毛小逗据理力争，头上的青筋都显现出来。

毛小逗和麦麦罗谁也不让谁，吵得不可开交。

半晌，安千儿苦笑着摇摇头：“你们呀！血管和心脏都还不操心呢！你们操这心干嘛？”

毛小逗和麦麦罗也顿时明白了，全都傻笑起来，伸出双手握在了一起。

“哎，你说到时候血管找心脏比赛，心脏

会不会理他？”麦麦罗傻笑着。

“哈哈！自然会吧！这可是关乎名誉的大问题。”毛小逗也嘻嘻地笑了起来。

第3章

氧气加工厂——肺循环

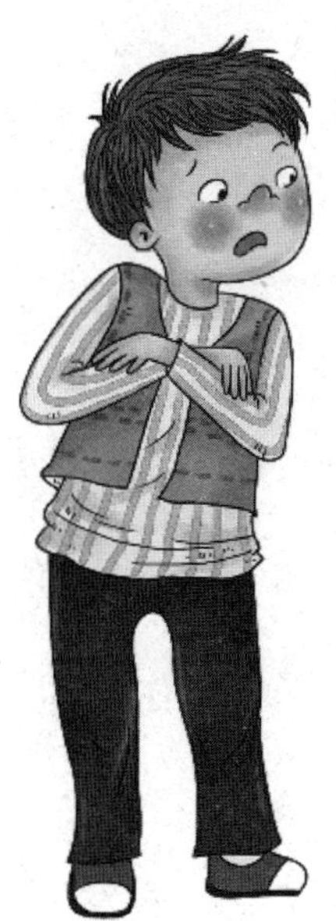

氧气加工厂——肺循环

①偶遇肺动脉兄弟

“好奇怪的小家伙，刚才还暴跳如雷，现在却又说又笑了，这脸变得比天气还快。”一直躲在暗处的人终于忍不住出声了。他瞧着这些小家伙走进自己的地盘，又瞧着他们在这儿闹了半天。

“啊，是谁，谁在说话？”麦麦罗突然听到

一个陌生的声音,心中不免有些紧张。

“这是我的地盘,你们竟敢问我是谁。哈哈哈哈,你们的脑袋都寄存在这里了,还闹不明白这里的主人是谁,真是可笑!”似乎是没想到小家伙们会这样问，一直躲在暗处的人忍不住笑了起来。

“你到底是谁?不要吓唬我们啊!”安千儿带着哭腔说。她已经被这种环境下的恐怖的声音吓坏了,想尽快离开这个该死的地方。

“有种你就现身,别在暗地里说话!”毛小逗壮了壮胆说。其实他也被黑暗里的声音吓得半死，不过经历了这么多，也就见怪不怪了。

“你们不是刚刚从我的好兄弟右心室那里过来的吗？怎么会不知道我是谁呢？哈哈哈,真是可笑！连这点脑袋都没有,居然还是选定的冒险者!”黑暗里的声音带着嘲讽的语气说。

“右心室?那不是罗麦麦吗?”毛小逗对麦

麦罗说道。

“罗麦麦？这么难听的名字，是哪个讨人厌的家伙？”黑暗里的声音带着些许怒意，“这里只有我的兄弟和我，其余的都该死！”

“啊。”麦麦罗没想到自己的外号竟然被这个人说成是难听，他有点不乐意了，虽然安千儿给自己起的外号自己也百般嫌弃，可是这个时候被别人嫌弃，他可接受不了。可是对方貌似是个很有背景的人，这样的人还是少惹为妙。

麦麦罗想抗议，可是思前想后觉得“大丈夫就要能屈能伸”，不就是被别人说了外号不好听嘛。最终他只是轻声“啊”了一声表示了抗议，表示自己的尊严还在。

“这个。”毛小逗想到刚才这个人还说右心室是自己的好兄弟，如果让他知道自己刚才说的难听的名字是自己的好兄弟从别人那里硬抢过来的，那他岂不是要恼羞成怒了。如果他恼羞成怒，对自己和小伙伴们可是大大的不利呀。

“罗麦麦就是你的好兄弟右心室呀。”在毛小逗还在思量着要怎么委婉地说出罗麦麦就是右心室的时候，什么都不想的安千儿已经回答了。

“什么？他不可能取这么难听的名字，是不是你们怂恿的！”似乎没想到会得到这个答案，黑暗中隐藏着的人明显地不悦起来。

“你怎么说出来了？”麦麦罗扯了扯安千儿，其实他只敢低声抗议而不敢大声说那是右心室抢走的名字，也是因为和毛小逗想到一块儿去了。

“他，他不是问的嘛。”安千儿此刻似乎还没搞清楚状况，委屈地看着身边的小伙伴。

“是呀，可是，可是也不能这么回答呀。”毛小逗有点不知道怎么和安千儿解释了，他纠结了半天就只吐出了这么一句话，然后转过脸不再说话了。

“你们好奇怪呀，不就是个问题嘛。”安千

儿完全不知道发生了什么，自己不过是在他们都不回答人家问题的时候回答了一下而已，“回答了就回答了嘛。”

“你们好大的胆子。”麦麦罗刚想说什么，从身后传来的声音吓得他一时忘记了自己要说什么。那个声音里明显有着微微的怒意，一时间这里的气氛变得古怪起来。

“你说要怎么处理他们呢？”

“全听大哥的，大哥说怎么做就怎么做。”

原来，原来这里竟然有两个人，不只是一个。小伙伴们被自己的这个发现惊呆了，这里一直都是两个人，果然，敌人在暗处，对自己来说，的确是个很麻烦的事情。

“哼，竟然敢这般诋毁我的好兄弟，真该死。”那个被称作大哥的突然开了口，“要知道右心室这个好兄弟有什么好东西都会想着我的，他们竟然敢说那个难听的名字是我好兄弟的。”

“是，的确该死。”另一个声音随声附和

道。

“你，你们蛮不讲理。”麦麦罗一看到这种地步了，忍不住不吐不快，“反正早晚都是一死，我也豁出去了，可是，可是我有话要说。”

“好，你说。”那个被称为大哥的似乎没想到小家伙中还有这么一个不怕死的，愣了一下后，很快就镇静下来，毕竟他也是见过大场面的人。

“你嫌弃那个名字难听，可是要知道那是我的外号，我也觉得那个外号很不好听。”麦麦罗看了一眼身边的安千儿，“还是她给我起的，你的兄弟莫名其妙地抢走了我的名字，我也很郁闷很生气，再不好听那也是本该属于我的东西，被莫名其妙地抢走，我也不乐意呀。可是看他那么好还那么喜欢，便让他叫了的。作为他的好兄弟，你现在却因为这件事情为难我们，你还算是英雄吗？”

或许是抱着必死的心态说出这些话的，麦麦罗反倒更大胆了，把心里的想法一股脑儿地说了出来，身后的小伙伴都为他捏了一把汗。

“呃。”隐藏在黑暗里的人似乎没想到小家伙会这样说，一时间面面相觑，不知道要说点什么来打破现在的气氛。

“我要说的话说完了，如果你们这群强盗还以为是我们的错的话，那随你们便。”看对方并没有什么表示，麦麦罗又壮着胆子说了这些话。

“大哥，我怎么觉得他们说得很正确呢。”良久，有声音再次传入小伙伴们的耳朵中。

“嗯，是啊，这样听起来似乎真的是我们理亏哈。”那个被称为大哥的这个时候也有点犹豫了，如果小家伙们说的是真的，那自己可不是真的做了一件错事了，想自己闯荡江湖这么多年，什么时候不是给人留下侠义心肠的形象，怎么能因为这件小事而毁了自己的声誉呢。

“哼，谅你们也不敢骗我。待我查明之后

再跟你们好好理论。”

这神秘人略微一思考也明白了，这“罗麦麦”可能真的就是自己兄弟的名字！我还是自己找个台阶下！这些看起来都是我右心室兄弟的朋友，得罪了回头见到右心室兄弟也不好交代！

另一个神秘声音接着说道:“如果真的如你们所说，你们可是我好兄弟的朋友呢，刚才是有点失礼了，还希望你们莫要见怪呀。”显然那个小的比较知道怎么处理事情，这个时候赶紧出来，试图让两方人员忘记之前的不愉快。

不过，最惊讶的却是小伙伴们，他们瞪着眼睛看了看彼此，然后才惊觉，刚才不过是一场虚惊，那些抱着必死的心态此时看来未免有点好笑。

是啊，不就是在人生地不熟的地方被人欺负了，这样也不能抱着必死的心态呀。

“你们说你们和右心室是兄弟，那你们又

是谁呢？”毛小逗看了看四周完全没有摸清楚的场地，虽然对方有了要和解的意思，可毛小逗还是不敢造次的。人在屋檐下不得不低头的道理，他还是懂的。更何况对方看上去似乎有点，有点冲动，如果再一不小心惹怒了对方，可就不大好了。

“我，我们啊，我呢是左动脉，主人吸入的空气一半是经过我的两个分支进入左肺的上下两叶的。”那个看上去有点好相处的家伙说道。

“我呢是右肺动脉，主人吸入的空气一半是经过我的三个分支进入右肺的上中下三叶的。”另一个一直被称为大哥的人说道。

“嗯，肺动脉呢，起于右心室，在主动脉之前向左上后方斜行，在主动脉弓下方分为左、右肺动脉，经肺门入肺。肺动脉干位于心包内，为一粗短的动脉干。起自右心室，在升主动脉前方向左后上方斜行，至主动脉弓下方分为左、右肺动脉。左肺动脉较短，在左主支气管前方横行，分两支进入左肺上、下叶。右肺动脉较长而粗，经升主动脉和上腔静脉后方向右横行，至右肺门处分为三支进入右肺上、中、下叶。在肺动脉干分叉处稍左侧有一

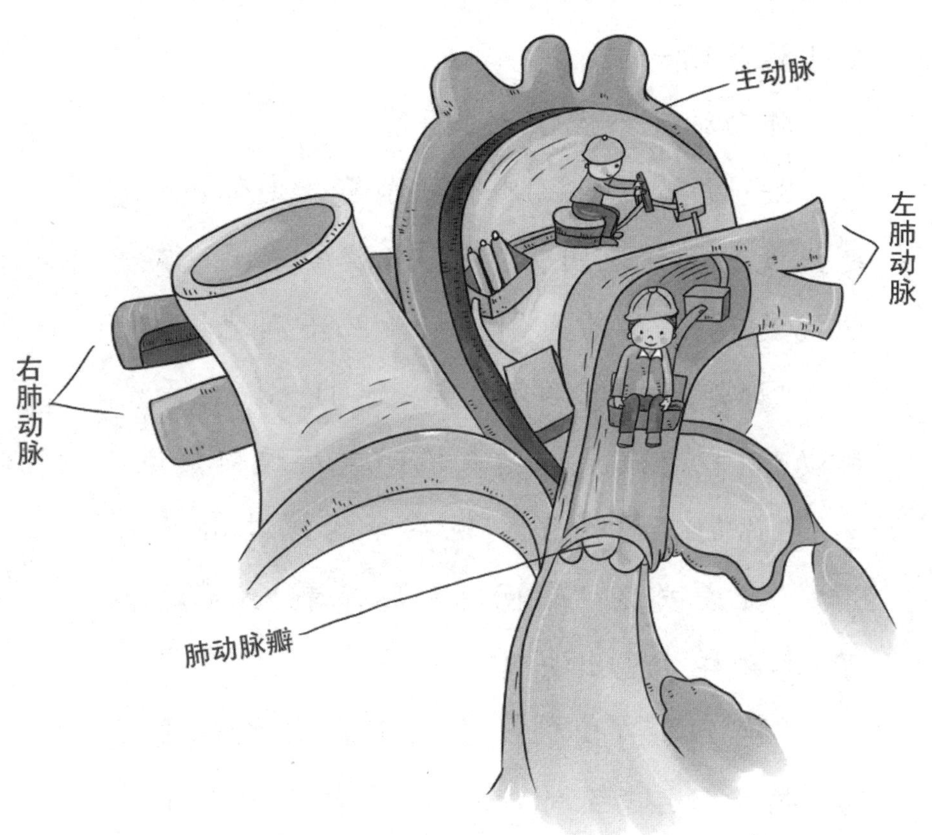

短的纤维结缔组织索，连于主动弓的下缘，称动脉韧带，是胚胎时期动脉导管闭锁后的遗迹。”那个看上去很好说话的家伙这个时候竟然主动给小家伙们说了这些话。

“哦，我想起来了，罗麦麦给我们地图时我瞄了一眼，好像看见接下来是肺动脉啊！”毛小逗眼睛一亮。

肺动脉兄弟点了点头。

“我说毛小逗，刚才问你怎么走你不说，还说没有记住地图，现在怎么就知道了？你分明就是‘事后诸葛亮’！”安千儿不满地说。

“那是我忘记名字了嘛，他们一说自己是肺动脉，我忽然就想起来了！”毛小逗辩解道。

“你们不要说了，现在争论这些有什么用？”麦麦罗说，“请问肺动脉兄弟，我们迷路了，怎么样才能出去呢？”

“这个……我们一直没有离开过住的地方，也不知道怎么才能出去。”肺动脉兄弟难为情地说。

“啊，那要怎么办嘛，你们，你们竟然没有离开过这个地方，这下可难办了，我们这样是不是走不出去了呀？”安千儿带着哭腔说道。

麦麦罗和毛小逗对视一眼，不知道要怎么回答安千儿的问题，这个时候似乎说什么都不大合适，谁也不曾想竟然会在这里迷路。

“哎，你们，你们别哭呀。”安千儿带着点哭腔的话传进肺动脉兄弟的耳朵里，他们不禁有点慌了，这要是传出去，人家肯定说这些小家伙是在自己的地盘上哭的，再怎么说都逃脱不了关系了。

“那，我们怎么办嘛？呜呜呜呜。”本来安千儿只是带着些许哭腔，当肺动脉兄弟说了那样的话后，安千儿哭得更伤心了。

“好了，别哭了，别哭了，我真的是怕了你了。肯定会有办法的，让我想想啊。”动脉兄弟先稳住安千儿，然后赶紧细想着看有没有什么办法，可以帮到小家伙们。

“哎，有了。我们肺动脉是连接着右心室

兄弟的，它输送的是静脉血，我们输送的也是静脉血，你们只要顺着静脉血漂流，肯定能找到出去的路口的！”肺动脉兄弟说道。

“啊，静脉血？”

“是啊。”肺动脉兄弟为自己想到的好办

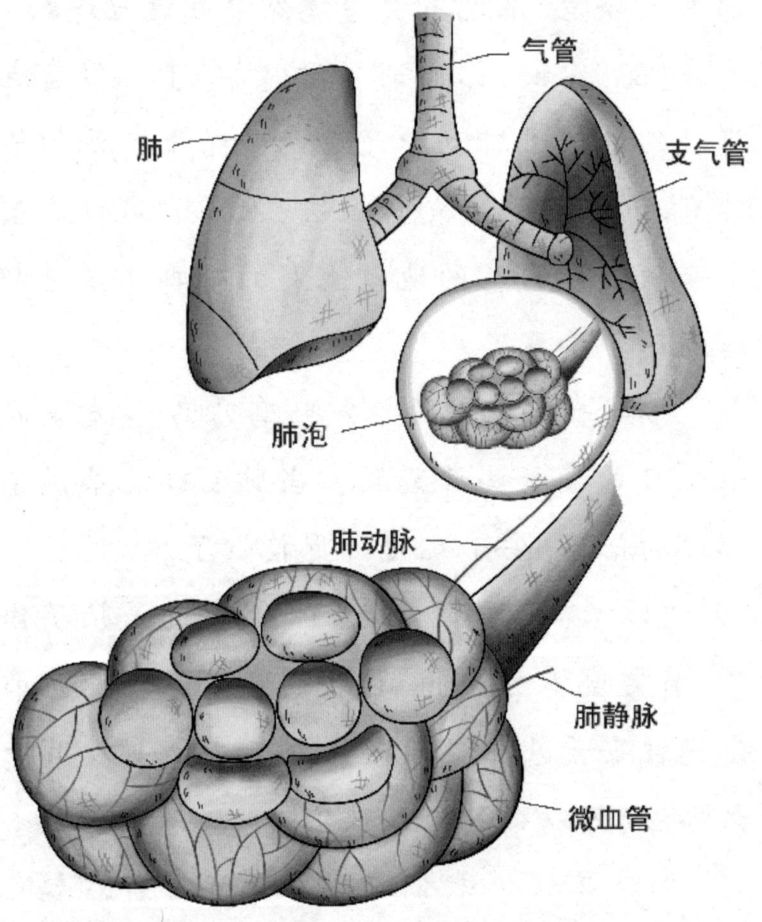

法开心，不免说话的语气好了许多，“由于肺动脉连接着输送静脉血的右心室，所以，虽然肺动脉是动脉，但是却输送静脉血。心脏四个空腔中的右心房接收上腔静脉和下腔静脉流回心脏的静脉血，经过心脏瓣膜进入右心室，再通过心脏跳动进入肺动脉。肺动脉在肺部分散成无数毛细血管网包围着肺泡。”

“这样啊，那，那我们就可以找到路了？”想到终于可以走出去了，小家伙们都很开心。

“早说啊，害我担心大半天，还以为真的要被困在这里了。”安千儿擦了擦眼泪，看着眼前的一切，小声嘟囔着。

②魔鬼肺动脉栓塞来袭

“大哥，不，不对劲……”肺动脉兄弟突然变得怪异起来，他们的声音都变了样。

小伙伴们却不知道，危险正在一步步朝着自己过来，都还只是好奇地在四周搜索着，试图看到肺动脉兄弟。

突然状况就是这个时候发生的，先是安千儿，她突然感觉到头晕胸闷，有点，有点喘不过气来。

然后麦麦罗也发生了这样的症状，紧接着毛小逗也感到浑身不舒服。

身体周围好像被无形的东西包围了一样，想抬起胳膊都变得十分困难。这种事情，让小家伙们很是恐慌，自认为遇到了这么多事情，再发生什么都不至于这么吓人。

可是眼前的情况似乎不一样。

“怎么回事？我好难受，有点喘不过气了。”安千儿大声喊道。

“我，我也是。”毛小逗用手捂着胸口，尝试深呼吸让自己好受点，然而这些根本都没有作用。

“这，这到底是怎么了？”麦麦罗看着小伙伴痛苦的神情，恍惚中似乎有点明白了，“这，这是呼吸困难，我们，我们是不是要死了？”

一时间，从未有过的恐惧瞬间蔓延全身，小伙伴们这一刻才真正意识到死是一件很恐怖的事情。有些事不发生在身边，永远感觉不了它的危害。就算是刚刚和肺动脉兄弟争执时抱着必死心态的麦麦罗此刻也开始恐慌了。

他们想要活下去。但是，他们现在能做的只有大口大口地呼吸。

“不要惊慌。”肺动脉兄弟艰难地开口，从他们的声音里能听得出来他们也很难受。这种难受不是说那种无关痛痒的，而是真真正正存在着的。

“你们不要慌，这是因为又发生肺动脉高压了，我们一样也很难受！”肺动脉兄弟露出了难受的神情，这突如其来的事故，让他们难受不已。

“肺动脉高压？”毛小逗楞了，这又是什么？怎么会莫名其妙就发生这样的事情。

“就是各种原因引起的肺动脉压力持久

性增高，超过了平时肺动脉的压力值。”肺动脉兄弟解释说。

“那怎么办啊？会不会有生命危险？我已经喘不过气了！”麦麦罗喊道。

“别急，人体的整个身体都有自动调节的功能，当身体出现这些病变时，身体会自动调节的，虽然不能从根本上解决病根，但是可以缓解一下。”肺动脉兄弟说。

“也就是说是周期性的吗？”安千儿问。

“是这个意思，所以你们快点走吧，顺着由高压引起的速度加快的静脉血液。”肺动脉兄弟说。

虽然知道在这个时候丢下肺动脉兄弟是件很可耻的事情，可是此刻除了这样似乎没别的办法了。

“如果，如果我们走，你，你们怎么办？”安千儿忍不住问道。

“我们没事的，经历过这样的痛苦，身体会慢慢缓解过来的，倒是你们，快点离开呀，不要再在这里多待了，很危险的。”

“快走呀。”

这个时候保命要紧，只有赶快离开这个地方了。小伙伴互相对视一眼，急急忙忙地开始找出口。

胜利似乎就在眼前，这是他们的最后一根救命稻草，只要抓着这根稻草顺利地离开，那么一切事情就都好办了。可是天不遂人愿，在这种紧急时刻，他们竟然出了点状况。

对，他们找不到出口了！小伙伴们摸索着，凭着记忆找着这里一切可能是出口的地方，可是让他们失望了，他们什么都没找到。

什么都找不到，这才是最恐怖的吧。比起之前的失望，现在的处境只能用“绝望”来形容了。

这个时候该怎么办，三个小伙伴脑子里一片空白。

“你说，我们会不会死在这里？”麦麦罗突然停止了寻找工作，“完了，找不到出口，只能等死了。”

“我，我不要死。呜呜呜呜……”似乎除了眼泪，这个时候没有别的可以表达安千儿内心的恐惧了。

相比较之下，毛小逗倒显得镇静多了，不是他要镇静，是他没办法，他总不能和小伙伴一样都各自慌得乱了阵脚吧，阵脚绝对不能乱，一定会有办法的。

“你们在干什么，怎么还不走？”肺动脉兄弟发现三个小家伙还在之后，紧张地问道。

“赶紧走呀！”那个凶巴巴的大哥也冲他们嚷嚷道。

“没有出口，怎么走？”麦麦罗说这句话的时候，自己都感觉到了自己刚刚明显是在发抖。是的，没错，发抖！

“怎么可能没有出口，出口就在……”动脉兄弟突然住了嘴，然后明显开始慌乱了。

这次的慌乱不同于上次，不，应该说是恐惧。

“大哥，是他，他又来了，对不对？”这句莫名其妙的话，让小伙伴们听起来更害怕了。

“谁？谁又来了？”

“魔鬼，他是魔鬼。”肺动脉兄弟的声音此刻有种难以言明的恐惧在里面，“怎么办，他不会放过这些小家伙的吧。”

“他那么心狠手辣的人，怎么可能轻易放过我们。”动脉大哥突然冷冷地说道，“既然来了，就现身吧，何苦躲在幕后。”

“不错呀不错，竟然猜到是我了，不愧是老对手了。”在小伙伴们一脸茫然的时候，这个声音传了过来，果然是魔鬼的声音，短短一句话，让小家伙们听着极其不舒服。

“放这群孩子离开，我们之间的恩怨自己解决。”肺动脉兄弟朝着来的人喊道。

“老朋友，认识这么久，你还不明白吗？我会放他们走？哈哈哈，遇见我，哪还有机会离开呢。”那个魔鬼在那儿哈哈大笑，小家伙们瑟瑟发抖地躲在一个角落，只是祈求，这个时候有人能来救他们离开。

“他,他是谁？”毛小逗突然轻声问道,他真的想知道,这个被称为魔鬼的人是何来历。

“他就是肺动脉栓塞,会造成静脉血的堵塞,这会让主人发生休克甚至死亡的！”肺动脉兄弟激动地说。

“没错,我就是阻止血液供应的肺动脉栓塞！你们休想离开这里啦！”肺动脉栓塞十分嚣张地说。

真是“屋漏偏逢连夜雨，船破又遇打头风！”刚刚经历了肺动脉高压,这时肺动脉栓塞又来了！

“肺动脉栓塞？”在得知魔鬼的名字后,小伙伴们除了害怕,唯一的反应就是,他到底是什么来历,到底有哪些危害。毛小逗甚至想具体了解一下他，毕竟知己知彼才能确定下一步要怎么办,才能自救。

“怎么,崇拜我吧？哈哈哈哈。”魔鬼突然口气一转，似乎开始准备和小伙伴们说说自己的丰功伟绩，“肺栓塞是内源性或外源性栓子堵塞肺动脉或其分支引起肺循环障碍的临床和病理生理综合征。临床表现多种多样，轻者2~3个肺段，可无任何症状；重者15~16个肺段，可发生休克或猝死。”

“肺栓塞是指嵌塞物质进入肺动脉及其分支，阻断组织血液供应所引起的病理和临

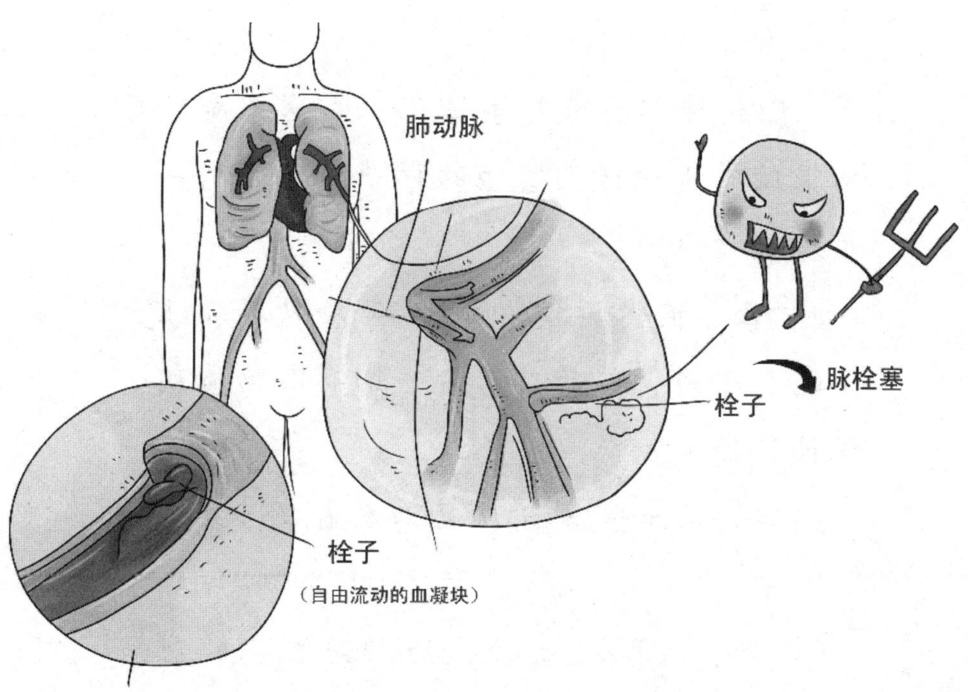

床状态。常见的栓子是血栓，其余为少见的新生物细胞、脂肪滴、气泡、静脉输入的药物颗粒甚至导管头端引起的肺血管阻断。由于肺组织受支气管动脉和肺动脉双重血供，而且肺组织和肺泡间也可直接进行气体交换，所以大多数肺栓塞不一定引起肺梗塞。”

“什么？”

“休克？”

“死亡？”

小伙伴们越来越害怕了，而这个魔鬼显然很欣赏小伙伴们害怕的样子，他开始一步步地逼近他们。

“让你们尝尝我的厉害。”魔鬼轻轻吐出了这么一句，然后席卷着一切有害物质朝小伙伴们奔来。

“住，住手！”肺动脉兄弟忍着痛苦大吼一声。

“哟，老朋友，你还是照顾好自己的身子吧，等一下再来收拾你。”魔鬼回头一笑，然后继续朝小孩子们走去。

“害怕吧，颤抖吧，死亡正在一步步逼近。怎么，是不是觉得呼吸越来越困难了呢。哈哈……”他丝毫没有停下脚步的意思，越来越近了，越来越近了。

10 步，9 步，8 步……

“住手！”肺动脉兄弟忍着剧痛一起快速地释放出了一种类似泡泡的东西。

小伙伴们本以为这些泡泡会幻化成战士上前和这个大魔鬼大战个三天三夜，没想到接下来发生的事情，却让他们目瞪口呆。

被释放出来的泡泡并没有去跟肺动脉栓塞战斗，而是直接融合进了肺组织里面。

“啊。他们，他们竟然出去了？”麦麦罗有点惊恐地嚷嚷道。

“等一下，等一下，相信我们。”肺动脉兄弟忍着痛说道。

“魔鬼，你不要欺人太甚 ，不要逼着我们对你痛下杀手。”肺动脉大哥的状况似乎很不

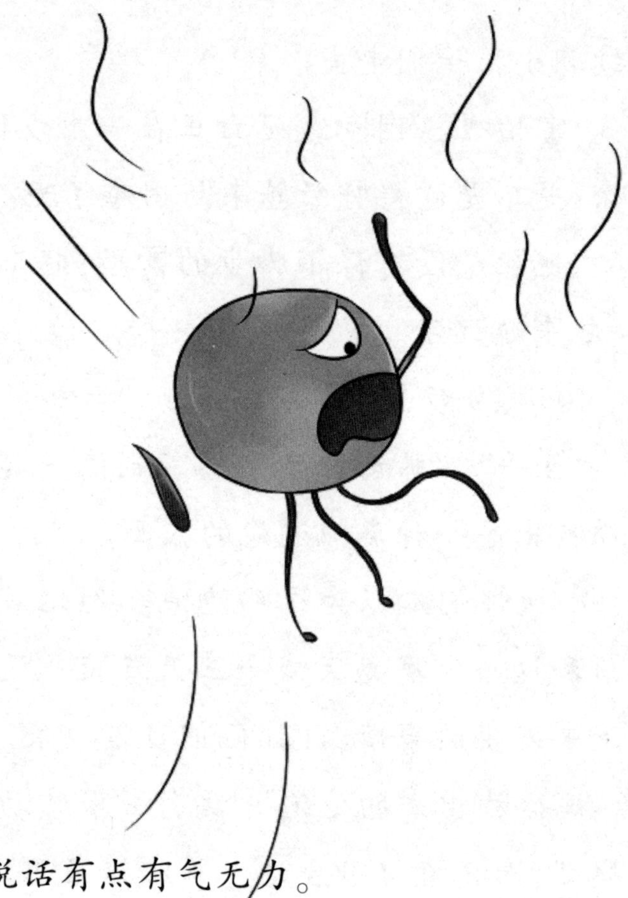

好，说话有点有气无力。

“又来这招？”魔鬼的眉头紧锁，他大概猜到了肺动脉们用了怎样的方法对付自己。

“后会有期啊，哈哈！”魔鬼后退几步，看样子是想离开，可是他突然大叫起来。那样的叫声听起来格外瘆人，小伙伴们都吓得捂住了眼睛。

魔鬼肺动脉栓塞大叫着："疼死我啦！疼死我啦！"随着时间一点点地流逝，魔鬼的叫声越来越低，最后竟然在小伙伴们面前消失了。是的，这里空空的，那个魔鬼竟然消失了。

这时血液再次开始流淌了，一条通道呈现在他们面前。

"我们，我们没事了，我们安全了！"麦麦罗突然抱着毛小逗有点喜极而泣的感觉。

"喂，好歹是个大男生，不要这个样子吧。"虽然这样说着，毛小逗却并未推开麦麦罗。心底那块大石头就这样落地了，幸好，幸

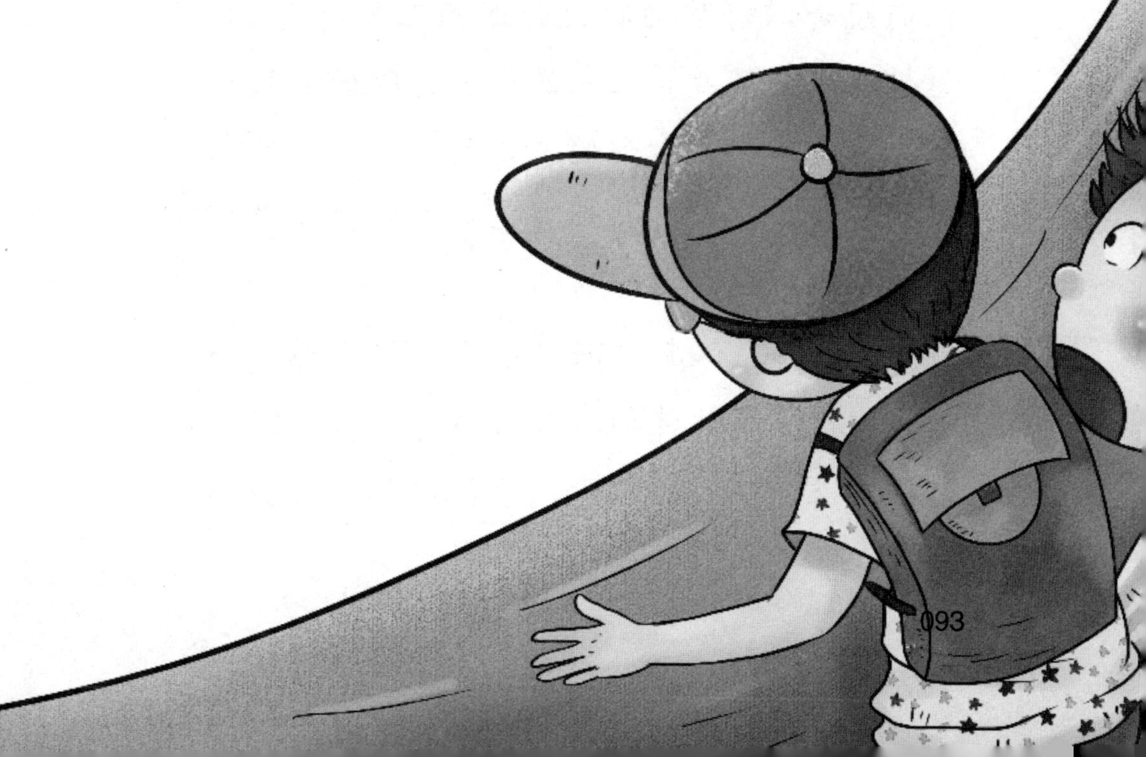

好没事。

说不害怕那是假的，毛小逗再回头想想刚才的情况，突然觉得还是很吓人。天知道，那个时候，自己也被吓得要死了。

“咳，咳。”肺动脉大哥咳嗽了几声，摆摆手表示自己要下去休息了。

“不好意思哈，我大哥身体不大好要先休息一下。”肺动脉兄弟赶紧向小伙伴们解释道。害怕他们不理解，又补充道：“刚才一战花费了太大的力气，他有点儿吃不消。”

“保重身体最重要。他，他没事吧？”小伙伴们想着以前肺动脉大哥凶巴巴的样子，再想想刚才为了救自己他的辛苦，瞬间觉得原来人不能只相信看到的所谓的真相，凶巴巴的也可以是好人，想到自己一直把他当做坏人就觉得内疚。

“没事的，休息一下就好了。”肺动脉兄弟似乎看出了小伙伴们心里的愧疚，赶紧说道，“啊，都没事吧，没事就好，幸亏我们一直和他战斗，知道他的弱点，要不然就真的危险了。”

“对了，那个大魔鬼肺动脉栓塞为什么会突然消失了呢？”安千儿问道。这个问题不只是她好奇，连一直爱嚷嚷的麦麦罗也在听到这个问题之后安静了好多，静静地等待着肺动脉兄弟的回答。

“这就是刚才释放的泡泡的功劳啊，我们释放泡泡后，泡泡就和肺组织结合，结合物会穿透肺动脉栓塞，从而缓解被阻血液的流淌。”肺动脉兄弟说道。

“是这样啊，所以说那些泡泡才是他的克星。”麦麦罗看向毛小逗，“这下，我们可以出去了，能看到门了吧。”

“当然！不过告诉你们，这里有一个很好玩的地方！”肺动脉兄弟神秘的一笑让麦麦罗心急火燎的。

“快说，快说，什么好玩的地方？”

“你们可以去找体循环兄弟玩！他们会告诉你们身体真正的秘密呢！”肺动脉兄弟也激

动不已，“另外，告诉他们让他们常来我们这里看看，我们兄弟两个可想他们了。”说着肺动脉兄弟搂在了一起。

“好吧！我们出发喽！”安千儿是最沉不住气的，一听到好玩的地方像是着了魔一样。

小伙伴们觉得已经在这里耽误了不少时间了，准备继续走。

“哎，对了，我要麻烦你们一件事情。”肺动脉兄弟看着准备离去的小家伙们突然说道。

“呃，什么事情？”

“在我们管辖的尽头，有一个肺动脉瓣，像一个门一样，它总是关闭不了，我们兄弟又没有办法，这会造成主人的心血管疾病呢！你们能帮助我们关上它吗？”

“这个，当然没问题了。”好歹肺动脉兄弟救了自己一命呢，要知道麦麦罗可是最讲义气的，自己救命恩人的事情当然能帮就要帮了。

小伙伴们嘻嘻哈哈地朝前走去，经历过刚才生死一战后，他们更加明白了彼此的重要，在这个地方，他们只能相互扶持，才能走下去。

当他们走到肺动脉尽头时，果然看见像一扇门的肺动脉瓣，三个小伙伴急忙上去关上了它。关上了肺动脉瓣，他们便顺着静脉血液漂流，希望能找到出去的路口。

最终，他们都不约而同地咧咧嘴，冲着救命恩人的方向摆了摆手。再见，谢谢这次的奇遇，虽然很惊险，可是遇到了很好的人。

"我爱死他们了！"安千儿在漂流中还不停地说。

③肺部的毛细血管

"耶，快看！"安千儿突然指着前面喊道。因为是顺着静脉血在漂流的原因，毛小逗和麦麦罗还没来得及看向安千儿指向的地方已

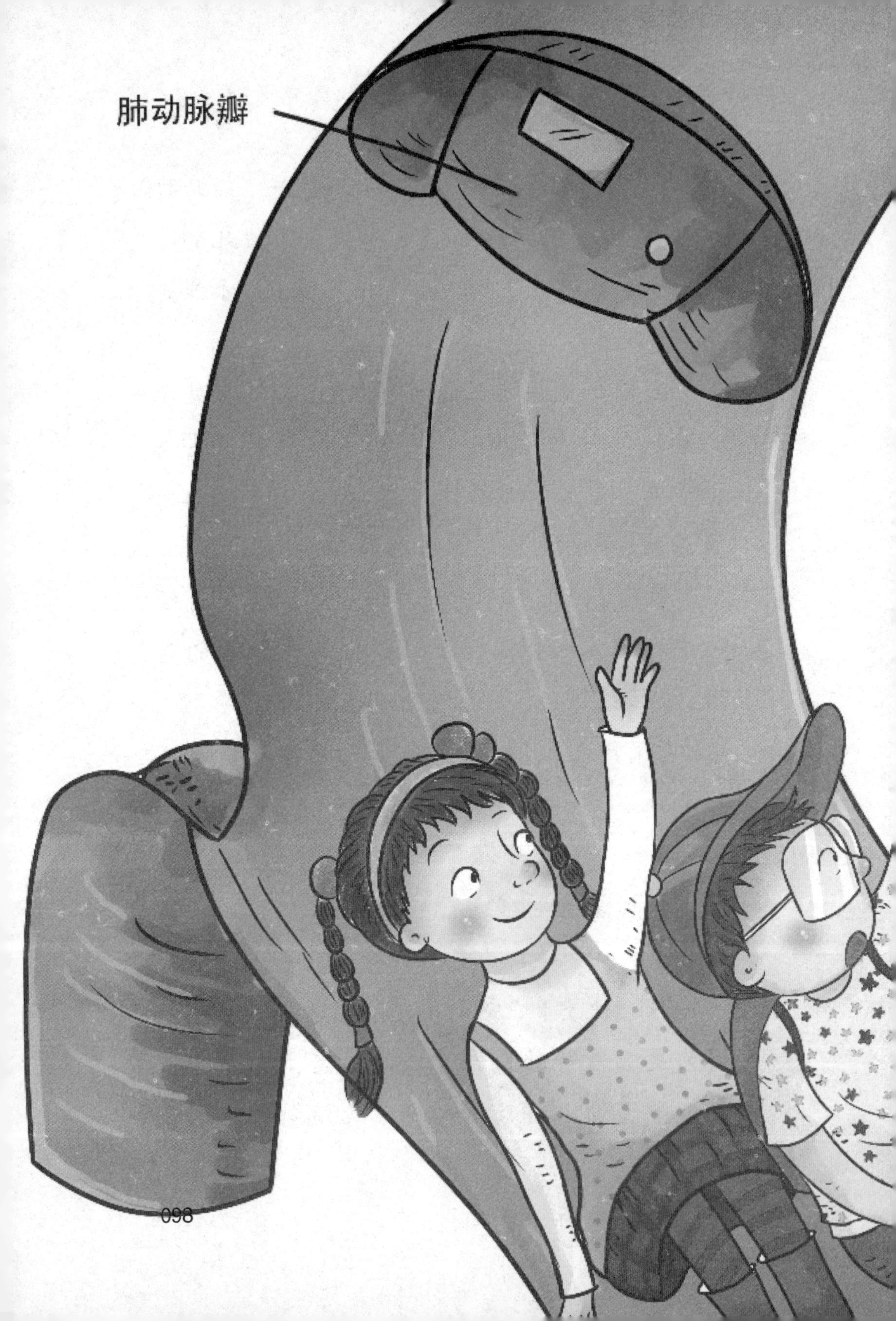
肺动脉瓣

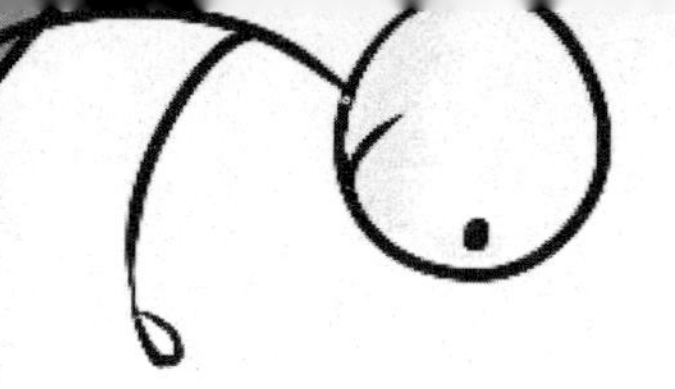

经错过了那点景致。

“看什么呀？”麦麦罗扬了一下头往四周看了一下，并没有发现什么好看的。因为静脉血流通的原因，小伙伴们的身子整个漂浮在水面上。

“哎，前面，前面。”安千儿兴奋地指着，“就是刚才我让你看的东西，快看。”

“啊！”

那是什么？小伙伴们看着头顶的东西都愣了。前面，前面还有。

啊，四周也有。原来不只是头顶，这一大片区域都是这种网状的东西。麦麦罗看着总觉得很害怕。

“你们没觉得有点害怕吗？”麦麦罗忍不住问出声。

“有什么好害怕的，不就是这些网网……”说到这里，突然有种叫恐惧的气氛在他们周围蔓延开来。

是，如果单单只是些网网是没什么好怕

的，问题就在于，这些网网都是通红通红的，再加上自己正漂流在静脉血上，整个画面看上去很诡异。

“你，你懂我的意思了吧。”麦麦罗咽了一下口水，然后低低地说，“我们能不能找个地方站起来，这样，这样飘着真的很恐怖。”

毛小逗往四周看了看，最终指了指前面：“看到没，到那里时，我们就扶着两边的墙壁站起来。”

现在只有这一个办法了。或许是觉得自己不该说出那句话，如果不是自己那样说，小伙伴们哪会觉得这里的气氛这么诡异。麦麦罗有点不好意思地说：“其实，其实也不可怕，红色多喜庆呀。”

安千儿听到麦麦罗说红色很喜庆，急忙瞪了麦麦罗一眼：“天呐！这里可是血液，这么诡异的红色居然被你说很喜庆！你不会是玩植物大战僵尸没过关被僵尸吃了脑袋吧！”

麦麦罗也暗自后悔，这个怎么可能喜庆

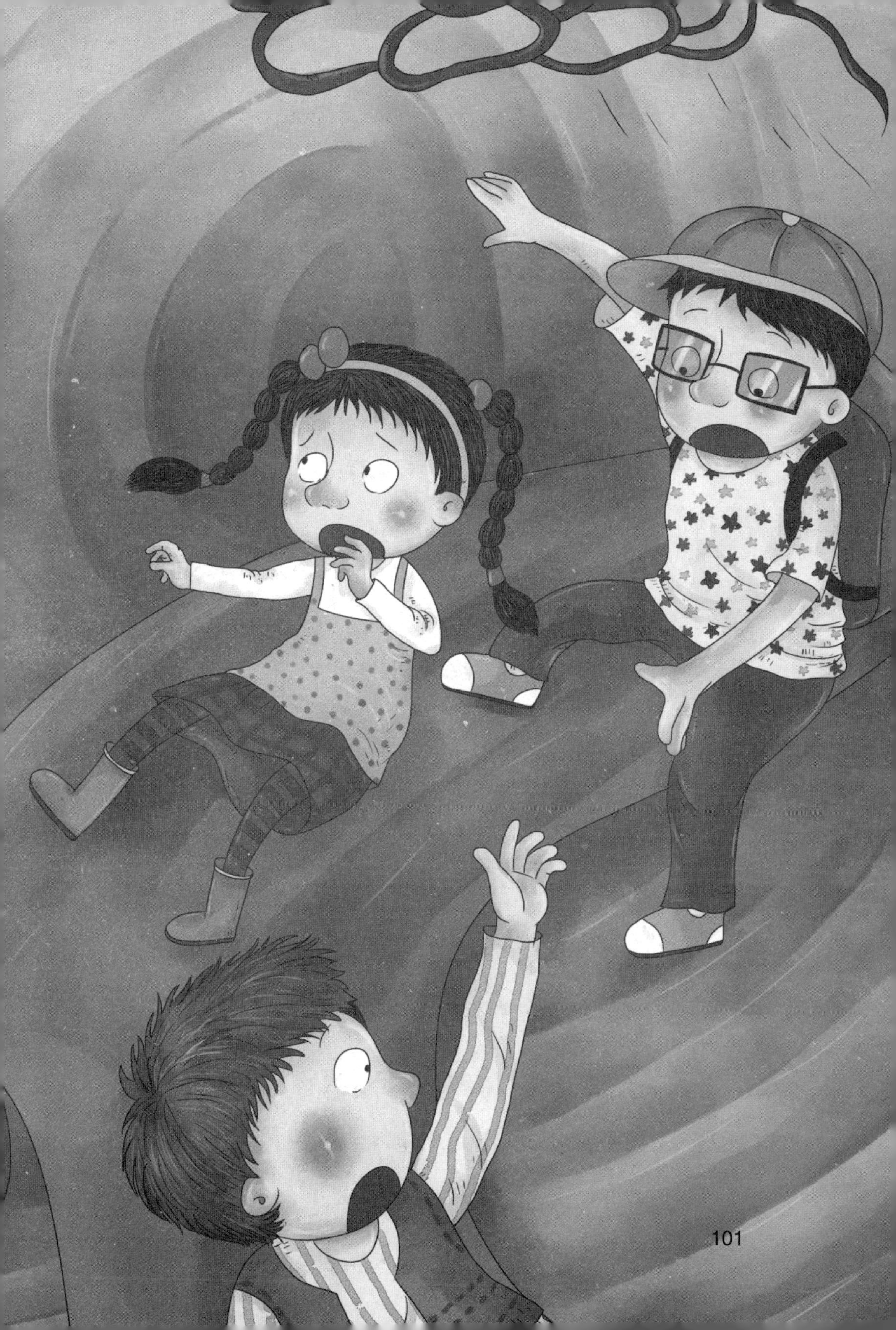

呢！是恐怖还差不多，索性闭嘴再不说话。

“嗯，是，很喜庆。”突然传来的声音让小伙伴们一下子呆了，而且就在他们愣神的瞬间，竟然错过了那个可以站起来的地方。

“一定是幻觉。”麦麦罗赶紧安慰自己和小伙伴，“不要害怕，不要去看身边的网网，马上我们就到岸了。”

“幻觉？幻觉是什么东西？”那个声音这次听上去竟然有了一丝丝调皮。

“你，你是哪个？”安千儿终于忍不住闭着眼睛问了出来。

“我是哪个？你们刚才先说我恐怖又说我喜庆，你说我是哪个。”听声音这个人好像很温柔，说话不紧不慢的，也没有要恐吓小伙伴们的意思。

“你是，你是网网？”毛小逗看了看周围略有不解地问。

“什么网网呀。”那个人竟然咯咯笑了起来，“我可不是什么网网，我呀，其实是毛细血

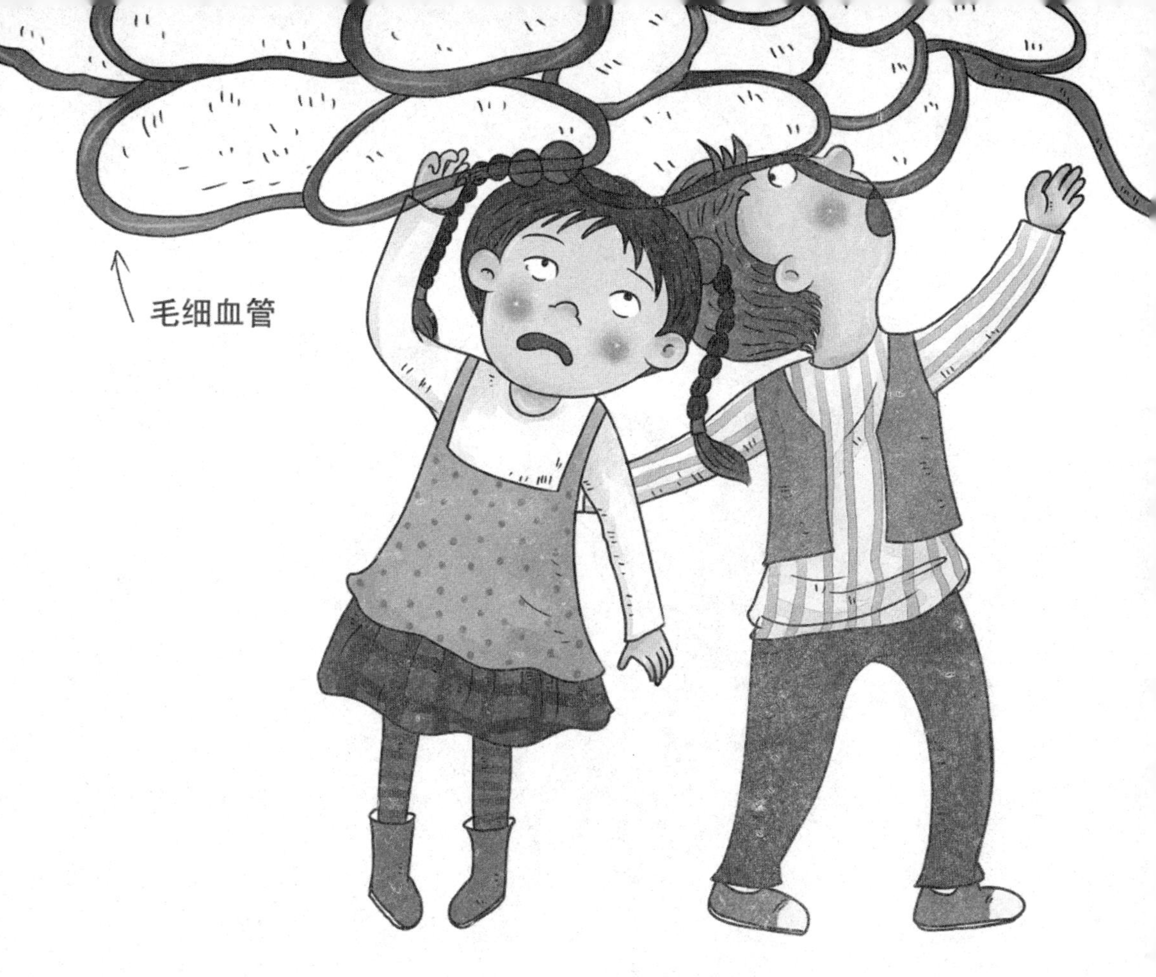

管。”

“毛细血管？”

在听到他说自己是毛细血管时，小伙伴们一下愣住了，这个，这个，可真的没听说过。

“嗯，你们肯定对我很陌生，我还是先介绍一下自己好了。”

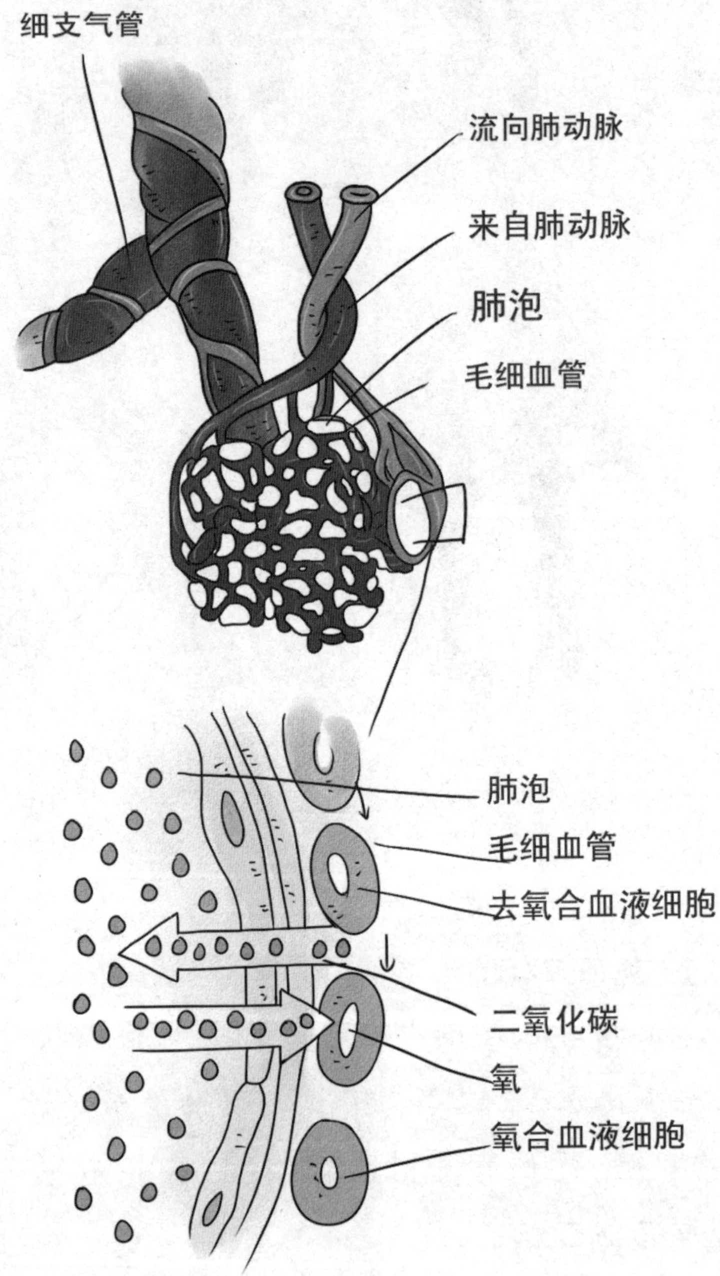
细支气管
流向肺动脉
来自肺动脉
肺泡
毛细血管
肺泡
毛细血管
去氧合血液细胞
二氧化碳
氧
氧合血液细胞

显然，小伙伴们这次遇到的是个很善解人意的人，他并没有过多地为难他们，倒是细声细语地为他们解答了自己的疑问。“毛细血管是极细微的血管，管的直径为 6~9 微米，就像一条条细丝线一样，连于动、静脉之间，并互相连接成网状。毛细血管数量很多，除软骨、角膜、毛发上皮和牙釉质外，遍布全身。毛细血管壁薄，仅由一层上皮细胞构成，管内的直径极小，所以毛细血管里的血流速度非常缓慢，并且血液里的红细胞，只能单行通过，如果两个并排的话，就走不通了啊。当然，这也是毛细血管最大的优势，这些特点有利于血液与组织之间充分进行物质交换。”

“毛细血管管壁的构造主要由一层内皮细胞构成，在内皮外面有一薄层结缔组织。另外还可见到一种扁而有突起的细胞贴在毛细血管的管壁外面，称为周细胞。这种周细胞作用很大，可以调节毛细血管血流量、清除细胞碎屑等。此外，周细胞在促进微循环、减缓大脑衰老方面也有重要作用。”

“值得我们毛细血管骄傲的是，毛细血管在人体的器官中还有很多之最，比如：毛细血管是体内分布最广、管壁最薄、口径最小的血管（记住哦，仅能容纳 1 个红细胞通过）。”

“啊，是这样啊！对了，我们这次是跟随着静脉血来的，这里是静脉血的必经之地吗？”毛小逗突然想到了什么，张口问道。

“嗯，当然是啊。”那个声音依旧是不紧不慢的，“我这里可是血液与周围组织进行物质交换的主要部位。人体毛细血管的总面积很大，体重 60 千克的人，毛细血管的总面积可达 6000 平方米。毛细血管管壁很薄，并与周围的细胞相距很近，这些特点是进行物质交换的有利条件。”

“物质透过毛细血管壁的能力称为毛细血管通透性。毛细血管结构与通透性的关系是，内皮细胞的孔能透过液体和大分子物质，吞饮小泡能输送液体，细胞间隙则因间隙宽度和细胞连接紧密程度的差别，通透性有所不同。基板能透过较小的分子，但能阻挡一些大分子物质，如蛋白质。另外一些物质，如氧气(O_2)、二氧化碳(CO_2)和脂溶性物质等，可直接透过内皮细胞的胞膜和胞质。”

“哇哇，没想到还有这个作用呀。”小伙伴们又仔细看了看周围的网网状东西。

“是啊，很神奇吧？”那个声音越来越低，“再见，小伙伴们，你们不是都想赶紧离开这个有点恐怖的地方上岸吗，再有一会儿就要到岸边了呢。”

啊，小伙伴们还没反应过来，已经被流通着的静脉血推向了前方。

难得遇到这么温柔的人，小伙伴们其实想继续和这个网网，哦，不，是毛细血管聊下去，结果却抗拒不了流动着的静脉血，再次朝前走去。

④肺静脉

也不知道这样漂流了多久，小伙伴们渐渐地有了些许困意。稍微眯了一下眼睛之后，继续打起精神观察着周围的环境。

“快看，快看！”麦麦罗激动地呼喊起来，“前面是岸边，到岸边了啊！哇哇。”

这样激动的情绪很快引起了两个小伙伴的共鸣，尽管他们觉得这样在静脉血上漂来漂去相当好玩。

终于停靠岸边的小伙伴们开心地手拉手朝前走去，再次踏踏实实地走路，他们心里有种说不出的感觉。

当然，此时此刻他们更多的是兴奋，终于从看上去有点诡异的静脉血上离开了。不过，他们的兴奋并未保持多久，因为很快他们发现了一个问题，那就是他们再一次迷路了。

这是一个奇怪的地方，周围的环境似乎

在哪里见过，似乎又陌生得很。

这个奇怪点让他们都小心翼翼地观察着四周，并没有像之前一样横冲直撞。

“你们是什么人？怎么敢闯进我们的地盘？”一开始小家伙们都猜到了这里肯定是有人居住的，要不然怎么会没有荒芜呢。可即使早已猜到这里有人，在听到声音后，不免还是受了点惊吓。

“我们只是路过的，打扰你了，不好意思。”毛小逗先开口，很是有礼貌。那句话怎么说来着，礼多人不怪是吧。礼貌点，人家也会对自己有礼貌的。

“哦。”那个声音似乎是在思索着什么事情，一个“哦”字很是漫不经心。

“等一下。路过？真的是路过？”这下小伙伴们才开始有点害怕，因为这明显不是一个人的声音。这，这是，这是好几个人的声音，最少有四个。

这四个声音也很怪异，有两个的略微低

沉,还有两个的略微尖锐。尤其是这四种声音混合起来听的时候,更加怪异了。

“老实说。”声音再次出现的时候吓得他们三个往后退了几步，因为声音似乎就在他们周围。刚才听着明明在远处,可是几乎一眨眼的工夫,那个声音竟然到了他们周围,似乎在包围着他们。

这点让小伙伴们很害怕。

“我们,我们真的是路过的。”麦麦罗赶紧开口道,“我们是顺着静脉血来到这个地方的。这个地方好奇怪呀。”

“奇怪？”又是四个声音同时发出来的。

“是啊,是啊,真的很奇怪。”安千儿赶紧插嘴道,“总是,总是让我觉得似曾相识。”

“咦,刚好是三个？还是两个小男孩和一个小女孩,难道他说的就是他们？”其中两个尖锐的声音同时响起，少了两个低沉的声音之后,这两个声音听上去更是怪异。

小伙伴们听了这句话之后,很是疑惑。他

们口中的“他”到底是谁？

“你们就是麦麦罗、毛小逗和安千儿？”这次依旧是四个人一起说的，不过这次听起来顺耳多了，可能是已经习惯了他们这样同时说话的样子。

“是啊，你们怎么认识我们的啊？”安千儿很兴奋地问，她知道如果有人认识他们的话肯定是好事，说不定还能带他们出去呢。在自己和朋友们迷途不知归路的时候，刚好遇到了认识自己的人，这，这不就是柳暗花明又一村嘛。

“是啊，你们，我们好像没见过也不认识吧，你们又是怎么知道我们的呢，而且还知道我们每个人的名字哎。”麦麦罗也有点疑惑了，这四个人真的不熟悉，虽然在这里总有种似曾相识的感觉。

“我们，我们当然知道了。哈哈哈。”四个声音再次响起，显然他们没想到小伙伴们这么有意思，都忍不住笑了。

“咦，什么叫当然知道了呀，是不是有人通风报信？”安千儿随口说了句，没想到竟然被她蒙对了。

“是呀，是呀，好个聪明的小丫头，是有人通风报信给我们。”四个声音又一次一起响起，显然他们四个这个时候心情很好，因为他们竟然和小伙伴们在这儿闲聊，“你们都是从我兄弟右心室那边过来的吧，他可是惦记着你们呢，刚刚通过氧气和二氧化碳使者给我们带来了口信，让我们遇到你们要好好招待呀。”

“哇，原来是右心室呀。就说嘛，他可是个热心肠的人呢。”在得知原来是右心室提前捎信来了之后，小伙伴们刚才忐忑的心情好多了。

“嗯，你们不要紧张，既然是右心室的朋友，当然也是我们大家的朋友了。一起玩，一起玩。哈哈哈哈。”这四个人似乎总有乐不完的事情，从刚才到现在一直都是笑哈哈的，仿佛没什么不开心的事情。

“哎，对了，你们和右心室认识，那你们又是谁呢？”安千儿想了好久也没想明白，干脆开口问。

“我们啊，当然是肺静脉，是人身体里唯一一个静脉里流动脉血的血管。”显然四个人对自己的职位很是骄傲，说这话的时候满是自豪感。

“啊……原来是肺静脉啊！刚才我们还见到了肺动脉了呢！”麦麦罗赶紧插嘴道，“一静一动，莫非是天敌？”

“天敌？”麦麦罗的话成功地逗笑了一群人，这个孩子太可爱了，哪有什么天敌之说呀，“我们可是堂兄弟呀，什么天敌，都是自己人。”

“堂兄弟呀，那你们兄弟为什么是四个人呢？”安千儿问道。显然，安千儿问的这个问题，麦麦罗和毛小逗也很感兴趣。他们都不再说话，很认真地等待着答案。

“因为人体有左右两个肺啊，所以我们左右各一对，分别连接左右两肺。”四个兄弟再次异口同声地回答了小伙伴们的疑问。

“哦，原来这和人体有两个肺有关系呀。”小伙伴们恍然大悟，这时他们才发现，真的是这样，肺静脉虽然有四条，但是两两分开，左右各一对。

“啊，那你们四兄弟的主要任务是什么？”麦麦罗有些调皮地笑了，“不会就是为了在这儿帮右心室招待客人吧。”

“你这个小家伙呀。”那四个人明明知道麦麦罗最后那句话是故意调侃自己的，非但不生气，反而笑嘻嘻地回答，“我们的主要任务就是负责把充满氧气呈鲜红色的动脉血流回心脏的左心房，再进入左心室，通过大动脉输送到全身的毛细血管！”

“我知道了，心脏肺动脉把右心室的静脉血输入肺脏后，进行氧和二氧化碳的交换，然后血液就变成了鲜红色，里面充满了氧气和营养物质。然后你们再把动脉血送到左心房，由此完成了一次肺循环！”毛小逗稍微犹豫了一下说。

“毛小逗，你可真聪明哦，事实就是这样的！不过要特别注意，我们虽然是肺静脉，可是负责输送的却是动脉血，对我们来说，这是无尚的光荣和引以为豪的事情呢！所以我们尽职尽责，不敢有丝毫懈怠，不然就愧对主人的信任啦！”肺静脉说。

“嗯，看来我们要向你们学习这种吃苦耐劳的精神！”安千儿说。

“嗯，是要学习。”麦麦罗一本正经地点了点头，然后回头拍了拍毛小逗的肩膀，“搭档，你学着点。”

毛小逗“哼”了一声后又继续去研究自己好奇的事情了。“要不，让我们看一下这些动脉血是如何地鲜艳吧，也顺便补充一点氧气，我总觉得在这里呼吸有点不大顺畅。”

显然，小伙伴们是一万个赞同他这个想

法的，而作为这里的主人，四个人也同意了。

“你们看。”随着示意，小伙伴们看到最奇异的现象。

他们看到鲜红的动脉血源源不断地流了过来，肺静脉也在忙个不停，源源不断地把动脉血送到左心房。

“哇，这，这简直就像一幅画。”安千儿惊叫道。

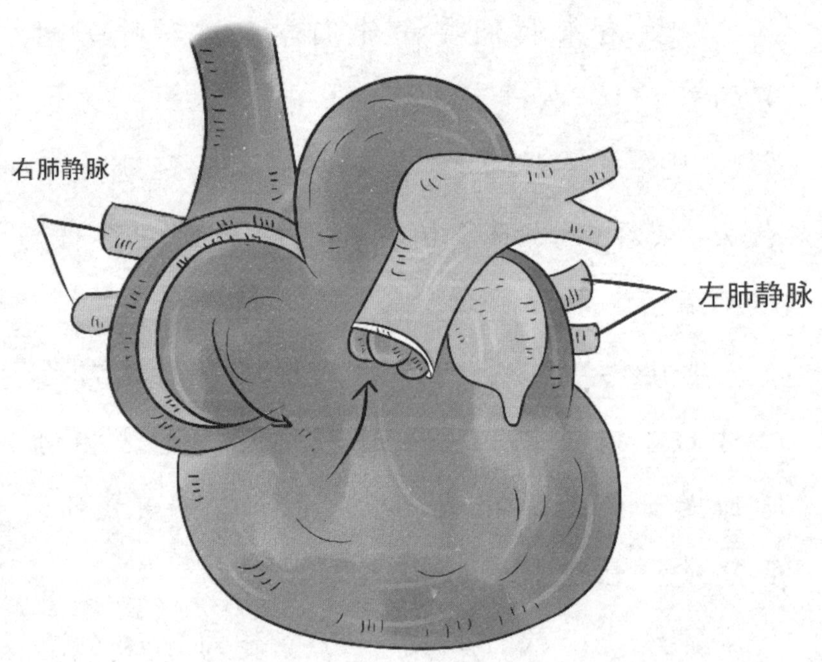

“呀，别光顾着激动了。”麦麦罗拍了拍她，“你要知道再好的画也有败笔的。”

麦麦罗果然是乌鸦嘴呀，他刚说完，就看到一大块东西扑面而来。小伙伴们一时间忘记了躲闪，都愣愣地看着那个大块的东西越来越近，越来越近。

“快，快闪开，不要挡着路。”四个家伙的声音听起来很是焦急，毛小逗和麦麦罗迅速往左边移了一下，而安千儿似乎被吓傻了，站在原地竟然不知道动。

近了，更近了。那大块东西越来越近，毛小逗赶紧把安千儿拽离了现场。

“呼，吓死我了。”四个家伙看着那大块东西顺利走了之后，长长地松了一口气。

“刚才，刚才那个是什么东西？”反应过来的安千儿突然问。刚才她只看到那块东西冲着自己而来，瞬间脑子里一片空白，哪里还记得那么多事情。

“你呀，刚才发什么愣，关键时刻不过

来。”麦麦罗虽然嘴上这样说，其实心里还是蛮担心小伙伴的安危的，先不说别的，那么一大块东西要是真的砸下来，保不齐会出什么事情呀。

“刚才那个呀，是一大块淤血。”四个家伙看到危机解除了，终于踏实了，“幸亏你们离开得早，要不然堵着道路的话，这些淤血会造成肺动脉高压的！”

经这么一提醒，小伙伴们瞬间想到了之前经历的可怕的一幕。原来，这个才是罪魁祸首，太可怕了。

“原来刚才咱们遇见的肺动脉高压就是这些淤血造成的。太可怕了，幸亏毛小逗拉开了我。”安千儿看着依旧在运行的血液，想着刚才那一大块可怕的东西，又开始担心起来。

“那大块淤血是不是会对主人的身体造成其他的危害？”何止是安千儿，毛小逗也想到了这点。

“是啊，我们之前可是经历过了的，会没

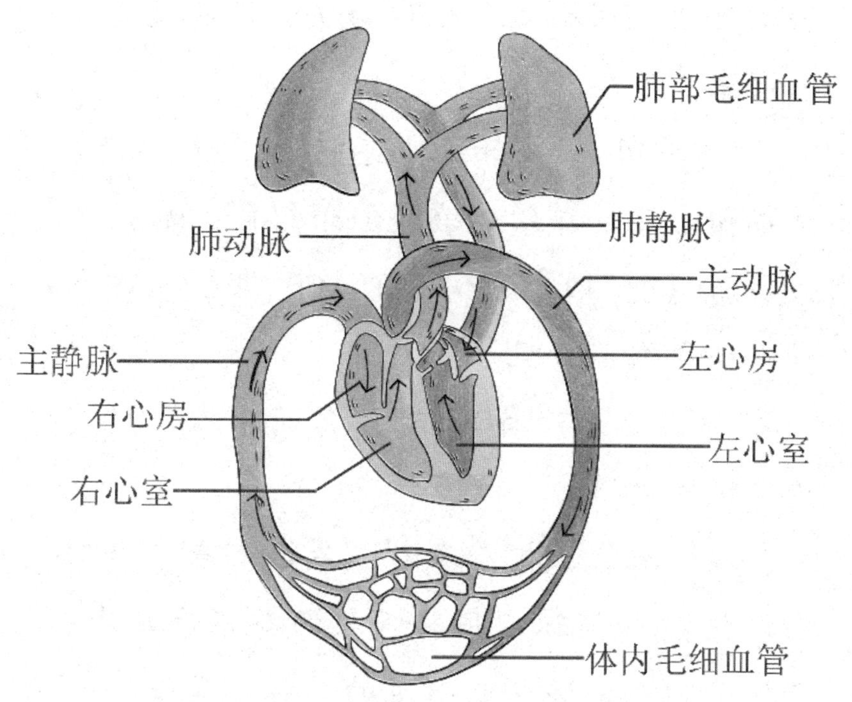

办法呼吸的，很吓人的。”麦麦罗指手画脚地比划着，那样惊恐的一幕他可是怎么也不会忘记的呀。

“好在淤血不是很多，主人的身体会自动调节的，如果多的话会造成严重的后果！”四个家伙赶紧给小伙伴们解释道，让他们放心。

肺静脉兄弟四人都长舒了一口气，因为

他们终于把淤血顺利地送走了，没有造成血管堵塞。

“幸亏呀。”安千儿也感叹道，“哎，对了，你们似乎还没详细地给我们介绍自己呢。”

“详细？”四个家伙愣了一下，“这个，这个我们还没准备好呢。”

“有什么好准备的，有什么说什么嘛。”麦麦罗赶紧说道。

四个家伙互相看了看，最后有点不好意思地说：“肺静脉在用肺呼吸的脊椎动物中，是把动脉血由肺送回心脏的静脉，是唯一一个静脉里流动脉血的血管。左右各一对，共四条，两条连接右肺，两条连接左肺。”

“从肺里来的动脉血经此被吸进左心房。肺静脉是动物心脏连接肺脏的一条静脉。心脏肺动脉把右心室的静脉血输入肺脏后，进行氧和二氧化碳的交换后，充满氧气呈鲜红色的动脉血通过肺静脉流回心脏的左心房，再进入左心室，通过大动脉输送到全身的毛细血管。由此完成了一次体循环和肺循环。”

“肺有两套血管系统：一套为肺循环，是循环于心和肺之间的肺动脉和肺静脉，属肺的机能性血管。肺动脉从右心室发出伴支气管入肺，随支气管反复分支，最后形成毛细血管网包绕在肺泡周围，之后逐渐汇集成肺静脉，流回左心房。另一套为体循环，是营养性血管，叫支气管动、静脉，发自胸主动脉，它为肺、气管、支气管提供营养。”

“哇，你们四个可真不简单咧。”在听完四个家伙的自叙之后，麦麦罗说道。

被人这么夸奖，四个家伙有点不好意思地挠挠头。

虽然很喜欢这四个家伙，可是小伙伴们还是要告别他们，继续找路了。他们总是不知疲倦地希望找到出口，毕竟出去是第一要紧的事。当然他们也不会放过任何一个可以学到东西的机会，这就造就了他们的矛盾。

矛盾是一直存在的，时不时地就会出现，

比如此刻。

“我好想回家。”告别了那四个友爱的家伙之后，小伙伴们已经走了好久的路，这样的路到底什么时候是个头，他们也不知道。安千儿显然有点想放弃了。

“我也想。”麦麦罗虽然这样说着，但他的脚还是很麻利地跟着毛小逗往前走。

第4章

忙碌运输物质的通道——体循环

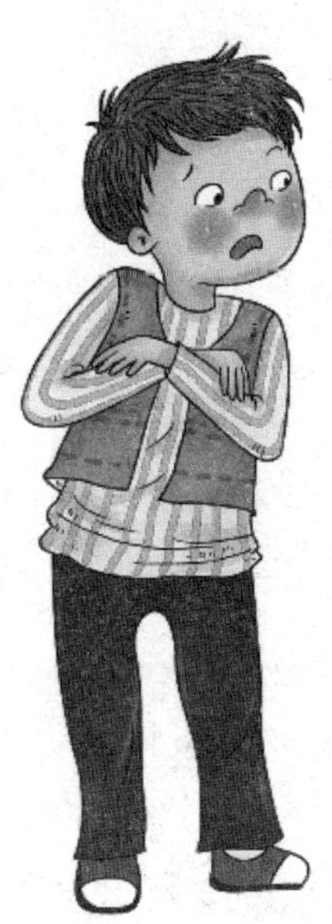

忙碌运输物质的通道——体循环

①再遇毛细血管

“喂，毛小逗，你站住，我有话给你说。”麦麦罗追上毛小逗拦住了他，“之前你说的话什么意思，你要给我们解释一下。”

原来这家伙还在惦记毛小逗说的“你们”呢。

“我，我没别的意思，就是说你们想回家

的话找到出口就回去吧。”毛小逗想到刚才一起经历过的事情，这个时候说话明显底气不足。

“好了，好了，我们怎么可能丢下你自己回去呢。”安千儿眼睛转了几圈，突然想到了什么似地说，“毛小逗，你不会准备短时间内不回去吧？”

“嗯。”毛小逗重重地点了点头，“这是一个机会，一个可以学到很多神秘知识的机会，我不能白白错过这个机会。”

“这样啊。”麦麦罗稍微犹豫了一下，最后拍了拍毛小逗的肩膀，“那你早说呀，作为搭档我决定陪着你一起学习更多的神秘知识，要不然以后你什么都知道，我什么都不知道，岂不是要丢人了。”

“嗯，我也跟着你们。”三个小伙伴相视一笑，之前的不愉快通通没有了。

这次他们知道了自己要去的地方后，反而顺利多了，因为他们遇到了老朋友毛细血管。毛细血管在明白了三个小家伙的意图之后,就让他们搭着顺风车去血管运动中枢。

但是在路上他们居然又碰到了毛细血管,这次毛细血管更是客气。他似乎正在忙,只是抽空和小伙伴们说了两句话:“欢迎你们,你们先自己玩。”

“哎,你在忙什么呀?”等了好久,毛细血管都没有腾出空来和小伙伴们玩,麦麦罗忍不住问道。

“我啊。我当然是在运输喽。”毛细血管回头笑了一下,终于腾出了空,“实在是忙得很,真的很不好意思。”

“没事,没事,这个可以理解。”毛小逗善解人意地说道。

“你们说你们是从肺静脉那儿过来的?”毛细血管终于抓住了可以休息的机会,他稍显疲惫。

“是啊,是啊,是他告诉我们,你这里还有另一条路,所以我们就很好奇地来看看。”安千儿赶紧回答了毛细血管的问题。

“你有没有发现今天的毛细血管很神经哎！他明明知道我们是从哪里过来的，居然装作不知道。”毛小逗深深地皱起了眉头，“这其中必然有大问题。”

“呃。原来是这样啊，既然都是老朋友了，你们想知道什么就说吧。”毛细血管当然知道小伙伴们可不是来和自己聊天的，一定是有什么疑问要问自己，早晚都得说，不如爽快点。

“呃，你和动脉什么关系？”麦麦罗突然问。

没想到小家伙问的是这个问题，一时间毛细血管愣住了。他以为小家伙们肯定会问点刁钻古怪的和自己这个职业有关的问题，谁知道问的却是个八卦。

“我们呀，当然时常见面了。”

“见面的话，为什么你们不在同一条循环的道路上。”这个问题不只麦麦罗好奇，安千儿也很好奇。

“你们两个问的都是什么问题呀。”毛小逗一脸黑线地看着眼前的小伙伴们。真的是朽木不可雕也，这个时候了问的竟然是些毫无营养的问题。

“我们只是想知道嘛。”安千儿也认识到了自己的错误，嘟着嘴唇回答道。

“因为工作不一样嘛，我们是要各自遵守岗位的。所以，嗯，你们知道了吧。其实左心室几乎是我们全身的动力。”这个毫无营养成分的问题还是被毛细血管回答了。

“什么，左心室很厉害？快告诉我们。”麦麦罗赶紧又问了一个问题。

“左心室是人类心脏四个心室之一，它会接收来自左心房的含氧血，再把它泵入大动脉以便把含氧血供应给全身。在此途中，含氧血会经过两个活瓣，一个是位于左心房和左心室之间的二尖瓣，另一个就是位于大动脉的大动脉瓣，它们都用以防止血液倒流。”

“与右心室相比，左心室更长，亦更像圆锥。其横切面也呈现一个椭圆形或接近圆形的轮廓。胸肋面，即心脏的前面，主要由右心室组成，亦有小部分是由左心室组成的。左心室不但组成了心尖，也组成心的隔面的大部分，而隔面就是器官与横膈膜接

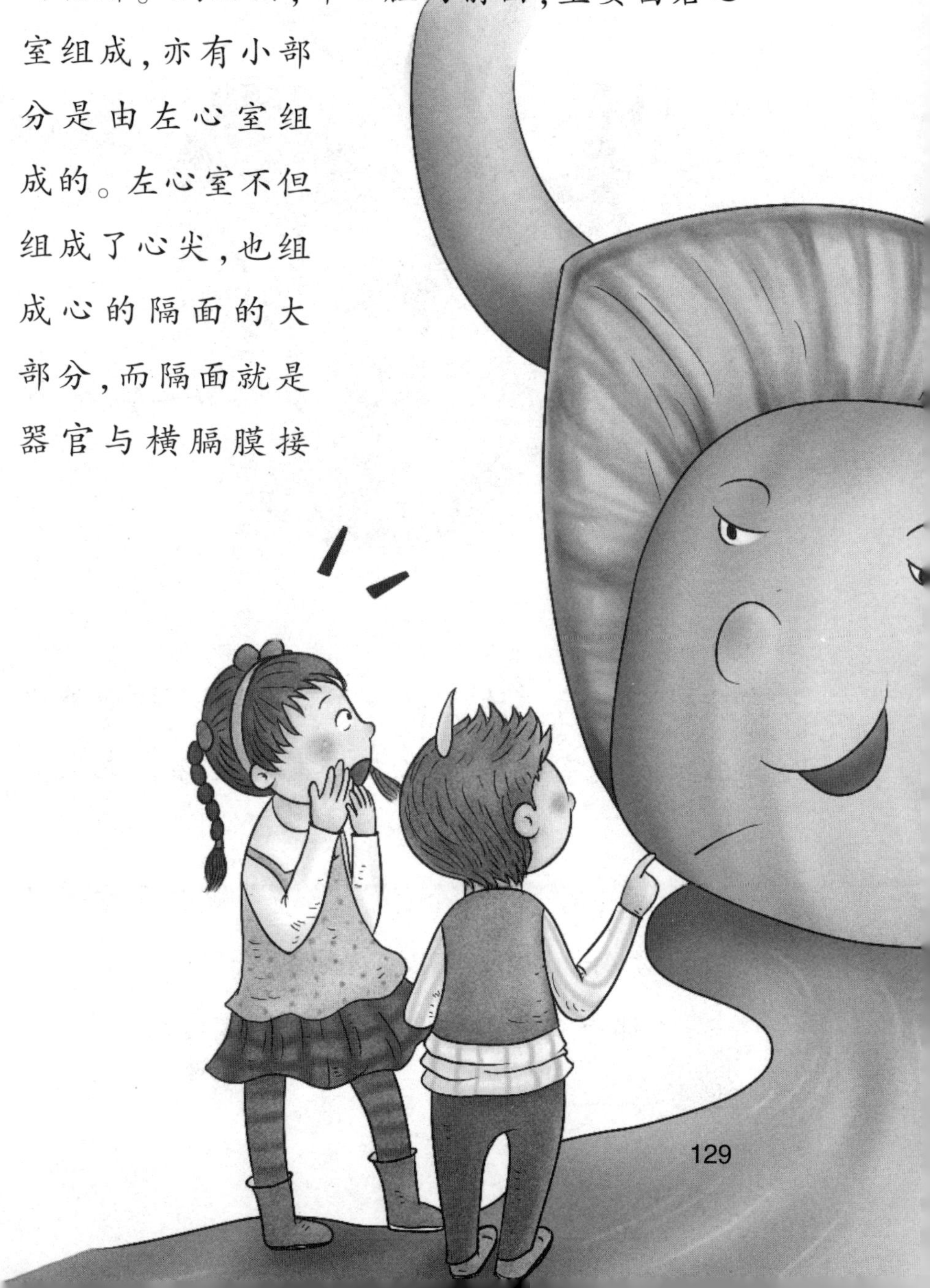

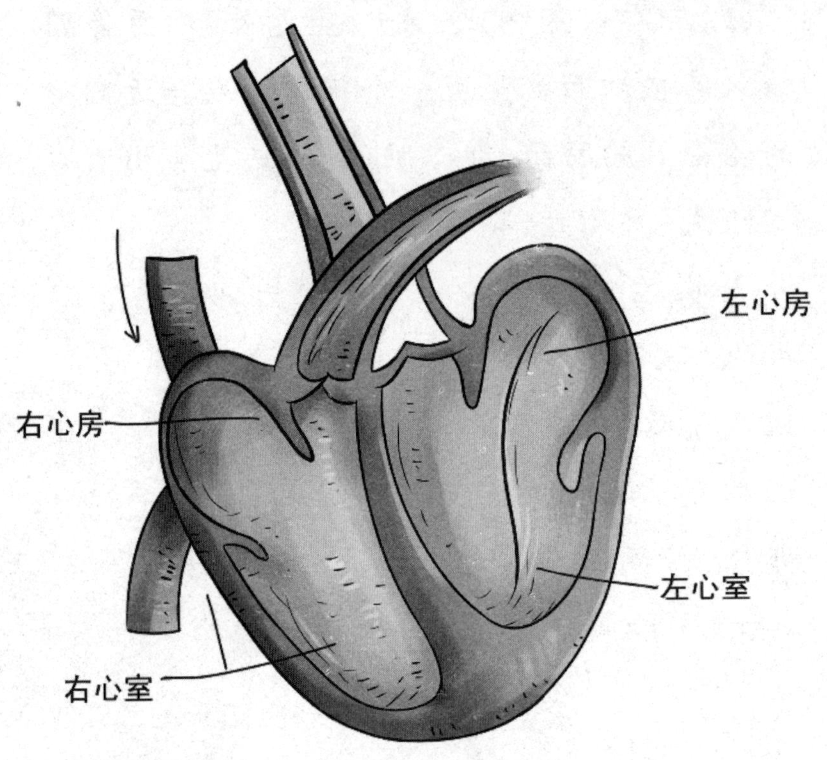

触的那一面。为了以一个高的血压把血液泵出，左心室的肌肉比右心室的更厚，也更发达。”

“哎,对了,那个,是什么?”顺着麦麦罗手指的方向,小家伙们都看了过去。

“那个呀,那个是左心室流入道呀。”毛细

血管很有耐心地回答。

“什么是左心室流入道？”安千儿有点儿不解地问道。

这次左心室回答道：“其实左心室腔以二尖瓣前尖为界分为左心室流入道（窦部）和流出道（主动脉前庭）两部分。左心室流入道是左心室左下较大区域，内壁粗糙不平，入口是左心房口，口周围有纤维环，称二尖瓣环，较

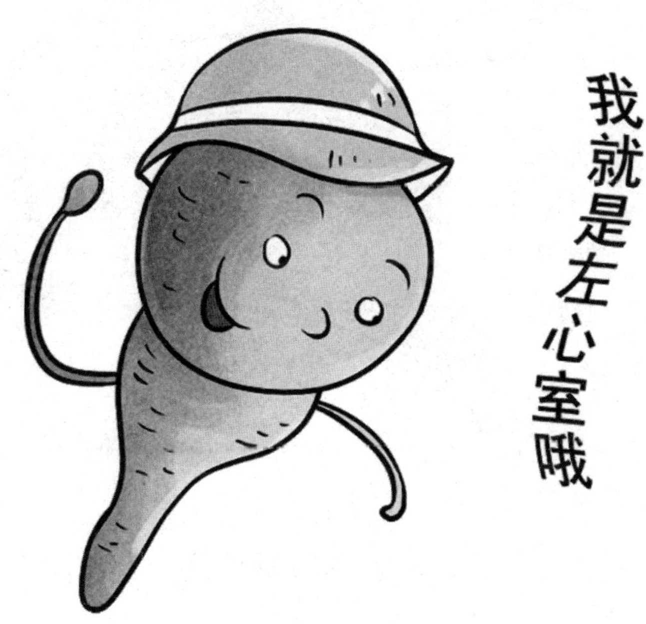

三尖瓣略小。环上有两片近似三角形的瓣膜，称为二尖瓣。二尖瓣分成前尖和后尖两个瓣，各瓣都通过腱索连于前后壁上的前、后乳头肌上，左心室乳头肌较右心室强大。前乳头肌指向二尖瓣的前外侧，后乳头肌较小，对向二尖瓣的后内侧。心室的纤维环、瓣膜、腱索和

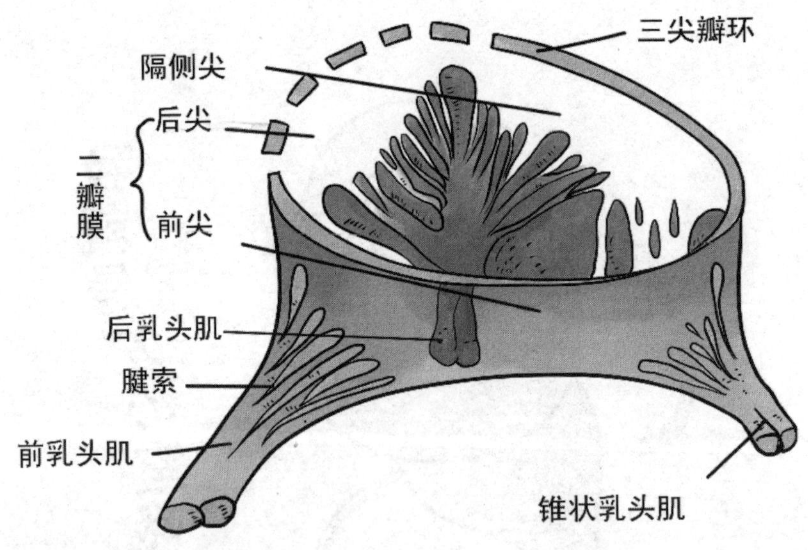

左心室结构图

乳头肌在功能上是一个整体，称二尖瓣复合体，它们共同保证血液的单向流动。”左心室害怕小家伙们听不明白，特意放慢了速度。

“那左心室流出道又是怎么回事呀？”

“这个嘛，左心室流出道又称主动脉前庭，是左心室前内侧的部分，壁光滑无肉柱，缺乏伸展性和收缩性，其出口是主动脉口，口周围有纤维性的主动脉瓣环，瓣环上附有3个袋口向上的半月形瓣膜，称主动脉瓣，大而坚韧，按瓣的方位可分为主动脉瓣左、右和后半月瓣，每瓣游离缘中央的半月瓣小结明显。每个瓣膜与主动脉壁之间形成的袋状的间隙称为主动脉窦，分别为左、右、后三个。冠状动脉一般开口于主动脉窦。左、右冠状动脉分别开口于左窦和右窦内。”左心室说完之后愣了一下，扭头看了看正在向外流的动脉血，不好意思地说道，“我又要忙了，你们自己先逛逛。”

“我想问一下，关于大循环的事情。”自从

知道身体内还有另一种循环开始，毛小逗就特别想知道，这是怎么回事。只是左心室现在又去忙了，毛小逗这个问题也就被咽回了肚子里。

②体循环

“那，那你想知道的那个问题怎么办？”麦麦罗也知道毛小逗这个时候已经不忍再去打扰左心室了，可是那个问题他也很好奇。

“对了，我们可以四处逛逛嘛。”安千儿提议道，“不是还有个右心房还是什么的，我们可没去过呢。”

“对啊，对啊。”打定了主意之后，小伙伴们朝右心房所在的位置出发了。

令小伙伴们郁闷的是，他们似乎又走到了一个很怪异的地方，这里的建筑物很是熟悉，高高的宫殿，似曾相识，又一时想不起来到底来过没有。

“这是哪里？”麦麦罗有点不安地扯了扯毛小逗，“我们，不会又迷路了吧？”

“哇，有贵客到访呀，有失远迎。”毛小逗还未回答，倒是有个明亮的声音抢先回答了。

“啊，贵客？”安千儿指了指自己又指了指小伙伴，有点不敢置信地问，“说的不会就是我们吧？”

“当然是你们了。”从那个明亮的声音里可以听出来这个声音的主人心情不错，“欢迎，欢迎。”

说着便“啪啪”地开了门，在门被打开之后小伙伴们才恍然大悟，这个场景和左心房那里可是相似得很。

“你是右心房呀？”安千儿开心地说道，“没想到我们这次这么容易就找到了。”

“当然是了，各位路上辛苦了，可以坐下来休息一会了。”右心房继续笑嘻嘻地说。

他似乎总是这么开心，从小伙伴们进来到现在一直都听着他笑嘻嘻的声音。

小伙伴们仔细观察了一下周围，发现布局和见到的左心房真像。同样是有三个入口，一个出口。

“你们对入口和出口感兴趣呀？”右心房顺着小家伙们的眼神看过去，在看到他们看的是什么地方时忍不住插嘴道，“入口即上、下腔静脉口和冠状窦口。冠状窦口为心壁静脉血回心的主要入口。出口即右房室口，右心房借助其通向右心室。右心房通过上、下腔静脉口，接纳全身静脉血液的回流，还有一个小的冠状窦口，是心脏本身静脉血的回流口。右心房内的血液经右房室口流入右心室，在右房室口生有三尖瓣（右房室瓣），瓣尖伸向右心室，尖瓣借腱索与右心室壁上的乳头肌相连。当心室收缩时，瓣膜合拢封闭房室口以防止血液向心房内逆流。”

“原来是这样啊。”安千儿若有所思地点点头。

“其实你们想知道的之前的人都告诉你

们了，我就说点你们不知道的吧。”右心房继续笑嘻嘻地说道，“右心房壁较薄。根据血流方向，右心房有三个入口，一个出口。房间隔后下部的卵圆形凹陷称为卵圆窝，为胚胎时

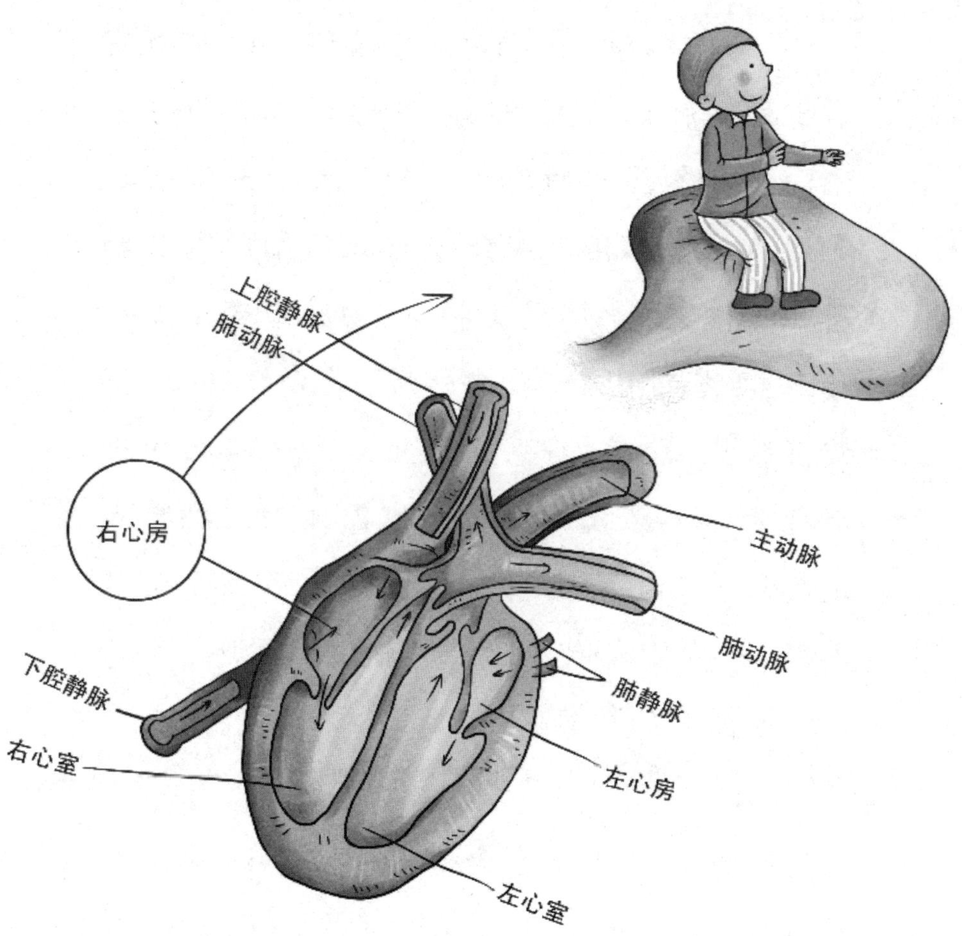

期连通左、右心房的卵圆孔闭锁后的遗迹。右心房上部向左前突出的部分称为右心耳。”

“嗯，我好奇的是大循环也就是体循环究竟是怎么回事呢。”毛小逗终于可以问自己憋了好久的话了。

“体循环呀，体循环（大循环）由左心室射出的动脉血入主动脉，又经动脉各级分支流向全身各器官的毛细血管，然后血液经过毛细血管壁，借助组织液与组织细胞进行物质和气体交换。经过交换后，动脉血变成了静脉血，再经过小静脉、中静脉，最后经过上、下腔静脉流回右心房。血液沿着上述路径的循环称为体循环或大循环。体循环的主要特点是路程长，流经范围广泛，以动脉血滋养全身各部，并将其代谢产物经静脉运回心脏。

体循环的途径：

动脉血从左心室→主动脉→各级动脉分支→全身各部毛细血管→静脉血经各级静

脉→上、下腔静脉→右心房

其实就是这么个过程，现在知道了吧。”右心房说完看着小家伙们忍不住笑了起来。

“你，你笑什么？”麦麦罗忍不住多嘴问道。

“我笑你们好可爱呀。”右心房停顿了一下，似乎想到了什么，“好羡慕你们呀，可以在

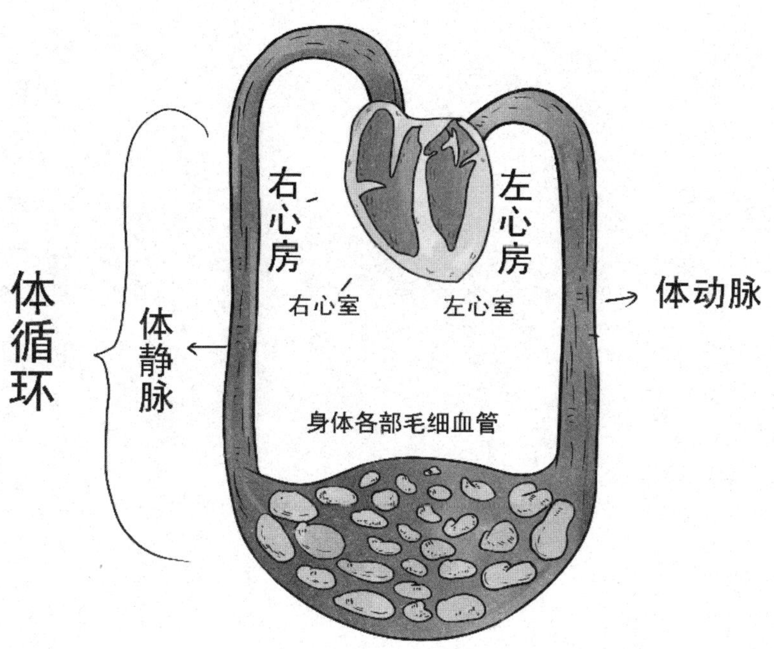

这个巨大的迷宫里探险，我却只能守着我的岗位。”

“其实……”小伙伴们想了许久都没想到要怎么安慰这个善良可爱的人。

“也没什么了，即使这样，我也很开心。”右心房调皮地说道，“你们可都是勇敢的小孩子，想要探险就去吧。”

右心房的话让小伙伴们更加坚定了要走下去的决心。

第5章

高速路的指挥中心——血管运动中枢

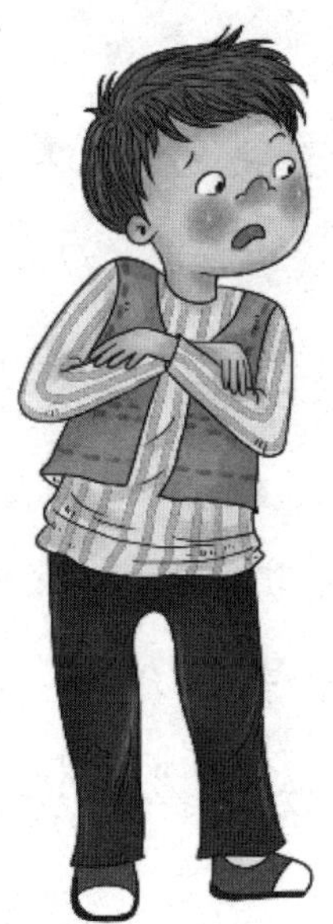

告别了右心房,麦麦罗冲着毛小逗嘿嘿一笑:“搭档,我跟定你了,走喽。”

安千儿也笑着跟了上去:“是,我也跟定你们了。”

右心房的话,让两个小家伙明白了,家迟早是要回的,但这个探险机会可是难得的,如果只是为了贪恋家的温暖,得放弃掉多少惊险刺激的冒险呀。

不能做养在家里的花朵，要做就做勇敢的小战士。

当麦麦罗和安千儿以及毛小逗坐着大漂流来到血管运动中枢的时候，全都傻眼了："到底哪里是血管运动中枢呢！"

"哎！我们要进军大脑呢，可是却被血管运动中枢难倒了。我的天，这到底是怎么一回事嘛？"毛小逗虽然

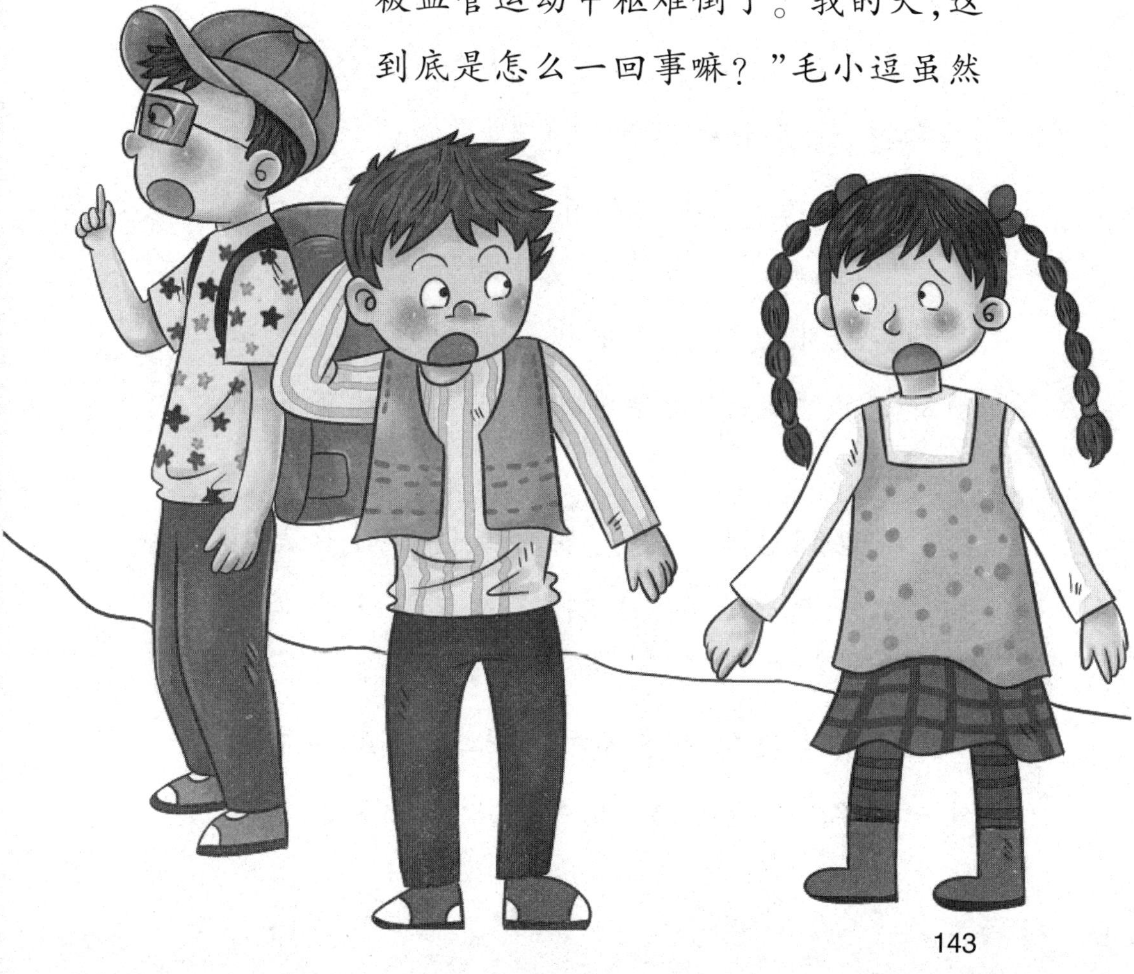

聪明但是也发觉自己的脑袋不够用了。

“哎！快别说了，总算来到了这里。路上那些血小板好像很奇特，他们都变小了，我们根本乘坐不了了。”安千儿嘟着嘴，“可累死我了。”

麦麦罗也很疑惑：“这到底是怎么回事呢？”

就在这时候，一阵古怪的笑声传了过来：“嘿嘿！让我来告诉你们。”

“你知道？”三个人异口同声地说。

“当然知道！血管运动中枢是维持血管运动神经紧张度的自主中枢，同时也是血管运动反射的中枢。主要中枢位于延脑的菱形窝内……”

刚说到这里，麦麦罗打断道：“什么是延脑？只听说过大脑、小脑，怎么又冒出个延脑来呢？”

这个古怪的声音再次响起：“延脑还有另外一个名字，叫延髓。延髓是心血管系统的基本中枢神经，位于脑的最下部，小脑的最前方，与脊髓相连，上接脑干。可别小看延脑哦，它的作用大着呢，控制着基本的生命活动，如控制呼吸、心跳、消化等。”

几个小伙伴听到这里不禁吐了吐舌头：“作用还真挺大的。”

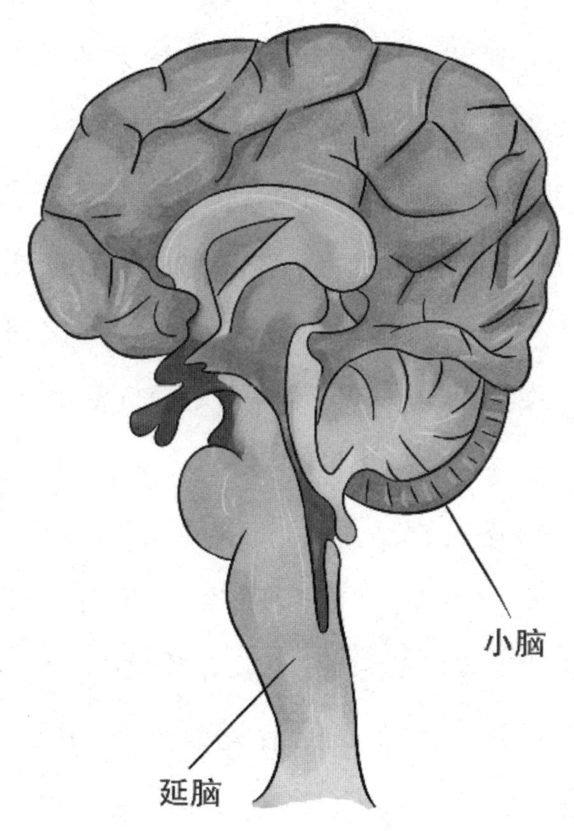

这时，那个奇怪的幽灵般的声音继续响起:“延脑中的这个中枢，可以区分为血管收缩中枢及与血管收缩中枢起拮抗作用（拮抗作用是指某些元素具有抑制作物吸收其他元素的作用，是指不同激素对某一生理效应发挥相反的作用)的血管扩张中枢,但是,目前知道的主要是前一种作用。这一部分或其以下的部位受到损伤时,身体的血管扩张,血压下降，但是不久，由于位于脊髓中的次级中枢,即脊髓血管运动中枢获得自主性(自主性就是按照自己意愿行事的动机、能力或特性),这样一来,血管的紧张度和血压便可恢复正常。在血液中二氧化碳(CO_2)蓄积和氧气（O_2）的不足或中枢部位的血液供应不足(脑贫血)的条件下,主要中枢的紧张度增加，使血压上升，更能动员和驱除腹部内脏所贮藏的血液,同时促进呼吸,具有除去气体的代谢障碍的作用。作为血管运动反射的中枢,接受各种的传入性刺激，或受到由大脑皮质和间脑等的高级中枢的影响，在感情激动和精神紧张的时候使血压上升。而且，血管运动中枢和体温调节中枢有着密切的关系，并且还受到来自呼吸中枢的影响。”

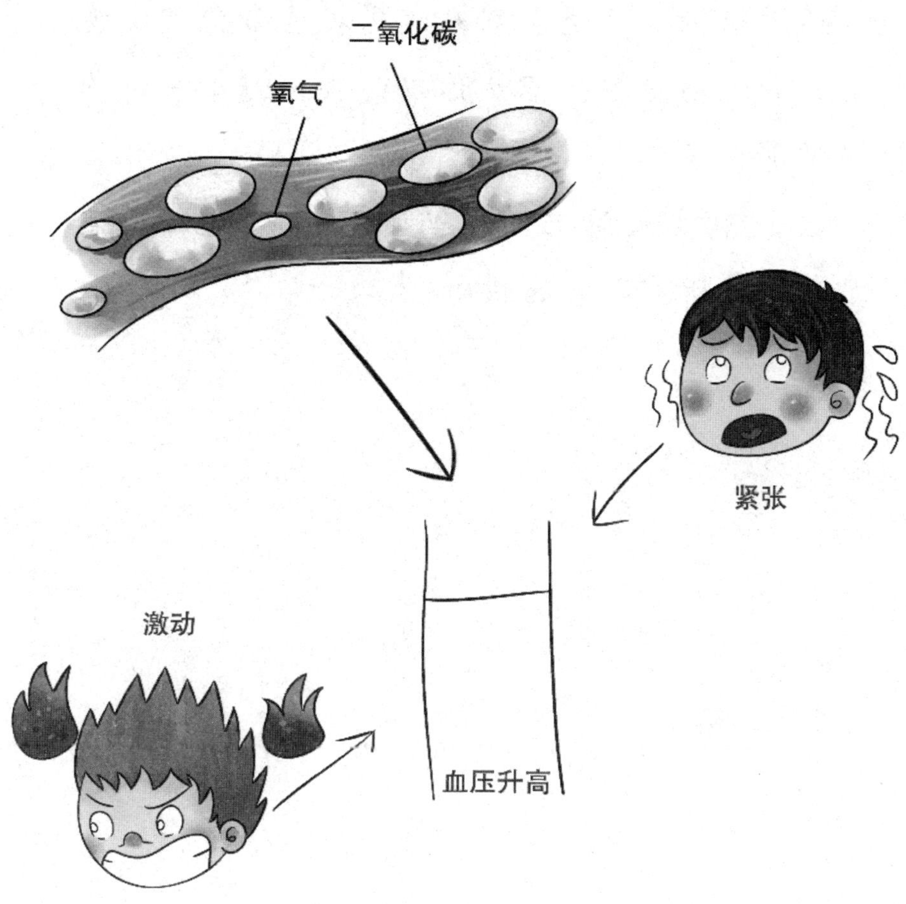

麦麦罗听这声音一说，心中暗想："这人必定是博学多才，说不定还能告诉我们大脑的事情呢！"

于是麦麦罗急忙问道："那你是谁啊？"

"哈哈！我是谁！以后你们就知道了！我最近很忙，只是受别人的委托才带你们参观血管运动中枢，不然你以为我会好心告诉你们那么多！"

"快去大脑吧！那里才是世界的宝库，才是我们所有器官的核心。"

第6章

大漂移到最高中枢

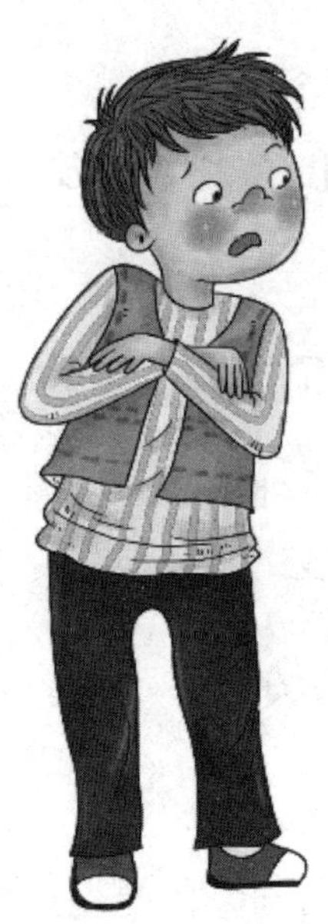

“真不知道大脑到底会有什么作用呢？”麦麦罗摇着头发奋苦思。

“别想了，小傻瓜，我们到了不就知道了吗？”安千儿嘿嘿一笑。

一路上各种光怪陆离的事情他们都经历了，有血红血红的大石头那是血小板，有全身动力的心脏，还有信息传递的运动中枢。

“天！我们这些天到底经历了什么？”安千

儿耸耸肩说道。

“别说了，快去大脑吧！”麦麦罗催促道。

就在这时，四周却刮起了旋风，一道金色的光芒从麦麦罗他们的身边游走，向着前方汹涌而去。

“那是什么？竟然敢向着大脑游去。”

“哈哈！孩子，那是信息呀！”一个声音冷不丁地响起，吓得麦麦罗全身一阵激灵。

“你们怎么都喜欢神出鬼没的啊！你又是谁？”安千儿一路上被这样的声音吓得气愤死了，想不到进入大脑还是出现这样的事情。

“我就是大脑啊！”这声音又一次说道。

“你们是被邀请来的幸运儿，能够了解我们，我也希望你们能够把我们的作用告诉别人。”

“那大脑是？”麦麦罗听大脑吹得玄乎忍不住问道。

“大脑包括脑干、间脑、小脑和端脑。在医学或解剖学上，大脑又指代端脑。端脑包括左右大脑半球。说到端脑，可大有来头呢，它是脊椎动物脑的高级神经系统的主要部分，由左右两半球组成。对于人类来说，它是脑的最大组成部分，控制着运动，并产生感觉以及实现高级脑功能的高级神经中枢。它支配人的一切生命活动。”

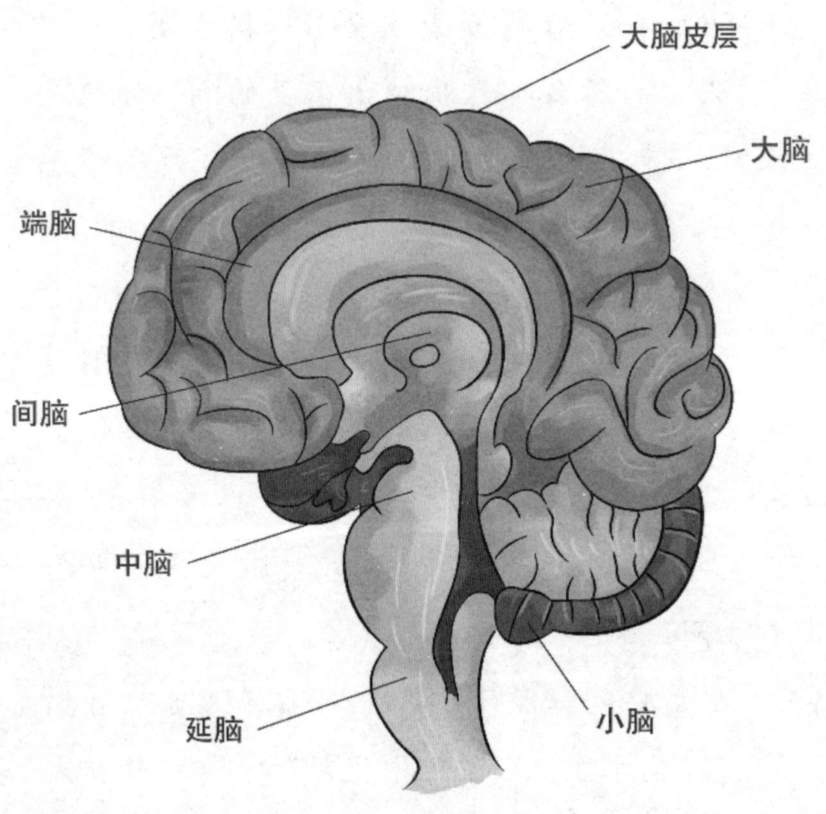

说到这里，大脑顿了顿又接着说道：“大脑的表面由一层薄膜(平均约2.5毫米)所覆盖，如果把这一层薄膜铺开，约有一个报纸版面那么大（约2600平方厘米）。这层薄膜叫‘大脑皮质’，由150亿个左右的神经细胞构成，是信息接收和发放的庞大机构。大脑髓质主要是由进出大脑半球和联络两侧半球的纤维构成，是信息传递的通道。”

听到这里，毛小逗问道：“有150亿的神经细胞，那么人类不是超级聪明吗？可是为什么有的人不是那么聪明呢？”

麦麦罗听到“有的人不是那么聪明”这句话时，不由得白了一眼毛小逗，他认为毛小逗又在借机挖苦自己。

麦麦罗正想着怎么反驳，大脑接着说道：“虽然由150亿个神经细胞组成的这个机器很庞大，应该说也很聪明，但是通常情况下，人类大脑细胞被开发的仅有5%左右，还有95%的大脑潜力处于闲置状态，未被开发出来呢。”大脑看着小家伙们，“你们知道大科学家爱因斯坦吧？”

小伙伴们都点点头。

“像爱因斯坦这样的科学巨匠，他的大脑开发程度也只有13%左右，还有87%未被开发，就已经取得了这样大的成就了。”

小伙伴们听着听着不禁开起了小差，心里各自琢磨着要是自己的大脑能被开发得更多，那该多美好啊！

虽然这样想，好奇的毛小逗还是问道：“神经细胞是如何工作的呢？”

大脑回答道：“这还要从头说起。神经细胞是脑的最基本结构和功能单位，能把外来的刺激通过膜电位的变化转变为神经冲动并沿着胞突传递，再经过‘分析’或‘储存’，然后发出调整后的冲动传到另一个神经细胞或效应细胞。神经细胞间传递信息是靠神经递质进行的。神经递质也称神经介质，是一种具备特殊条件的化学物质。神经递质种类很多，有兴奋性递质和抑制性递质。主要有乙酰胆碱、单胺类及氨基酸类三大类。一氧化氮是一种非传统的神经递质，它的功能具有双向性和选择性，即有信号传递功能。因此大脑对于人类而言，就像一个‘司令部’，支配人的一切生

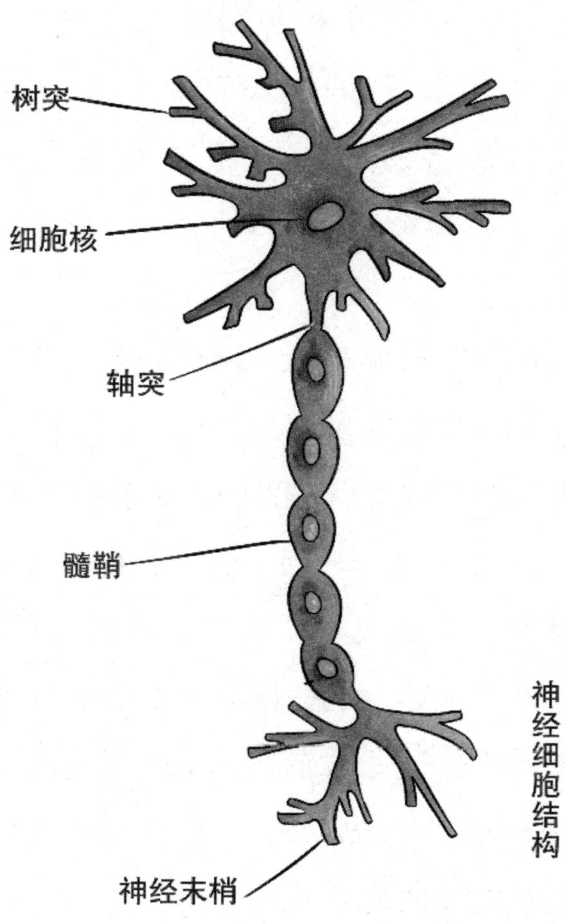

神经细胞结构

命活动，比如语言、运动、听觉、视觉、情感表达等。同时，它能够调节消化、呼吸、循环、泌尿、生殖、运动等中枢。”

大脑继续滔滔不绝：“大脑1秒钟发生10万种生化反应，消耗全身20%的氧气，消耗的能量可点燃一盏功率为20瓦的灯泡。人的大脑每天能记录下8600万条信息，一生能储存100万亿条信息，相当于世界最大的图书馆——美国国会图书馆的50倍，即5亿本书的知识。”

“那么你们知道大脑还有什么奇特的地方吗？”大脑问道。

小伙伴们不约而同地回答道：“不知道。”

大脑这时就像一个能说会道的老师：“恩格斯说过，意识是‘人脑的产物’，这话很对啊。人的生命体、大脑和思维过程是不可分割的统一体，意识是人脑思维的产物，是人类生命活动的结果，但它与一般物质没有直接关系，而只有间接关系。”

“那么，你说意识是如何形成的呢？”毛小逗问道。

“意识的形成过程是这样的：人体感官（眼、耳、鼻、舌、皮肤）接收外界事物的客观信息，通过神经系统输送到人的大脑，然后由大脑对其进行接收、加工、处理、储存、记忆、创造（思维过程）所形成的产物（主观信息）就是意识。比如，人类白天看到的景物——太阳、天空、白云、大地、山川、花草、树木、动物、人类等等，他（它）们都是具有客观实在性的无机物质、生命和人类等。但是，他（它）们不是直接‘移入’人的大脑里的，只不过是他（它）们的存在方式、运动状态和相互关系以信息的形式由光子作为传递载体被人的眼睛接收，通过眼球的玻璃体和瞳孔在眼底的视网膜上留下了一个缩小的倒影（小孔成像的光学原理）；然后，这个缩小的倒影（影像信息）由诸多视觉神经细胞通过视觉神经系统和神经递质传递到大脑，这时，大脑才能对这些信息进行接收、加工、处理、储存、记忆、创造等思维活动。”

“那什么东西才是信息呢？”安千儿皱起眉头来，这是一个很奇特的东西。

只见大脑微微一笑，向着正下方指去，一个晶莹的光点出现在众人的面前。

“那是什么？”麦麦罗沿着大脑指的方向望去，却发现了一群金色的树杈发出闪闪的光芒，还不时有奇怪的景象。

当然了，这群勇敢的小战士并不知道他们未来要面临的是什么，他们不知道前面正有个巨大的潜伏者在等待着他们。

下册预告

究竟这些小战士遇到了什么样的事情，那个巨大的潜伏者找他们又有什么事情呢？他们要怎么处理发生在身边的危机，这场探险越来越危险，这三个小家伙又该如何应付呢？

敬请期待《人体科普童话》系列的第六册：《破译闪电密码》。

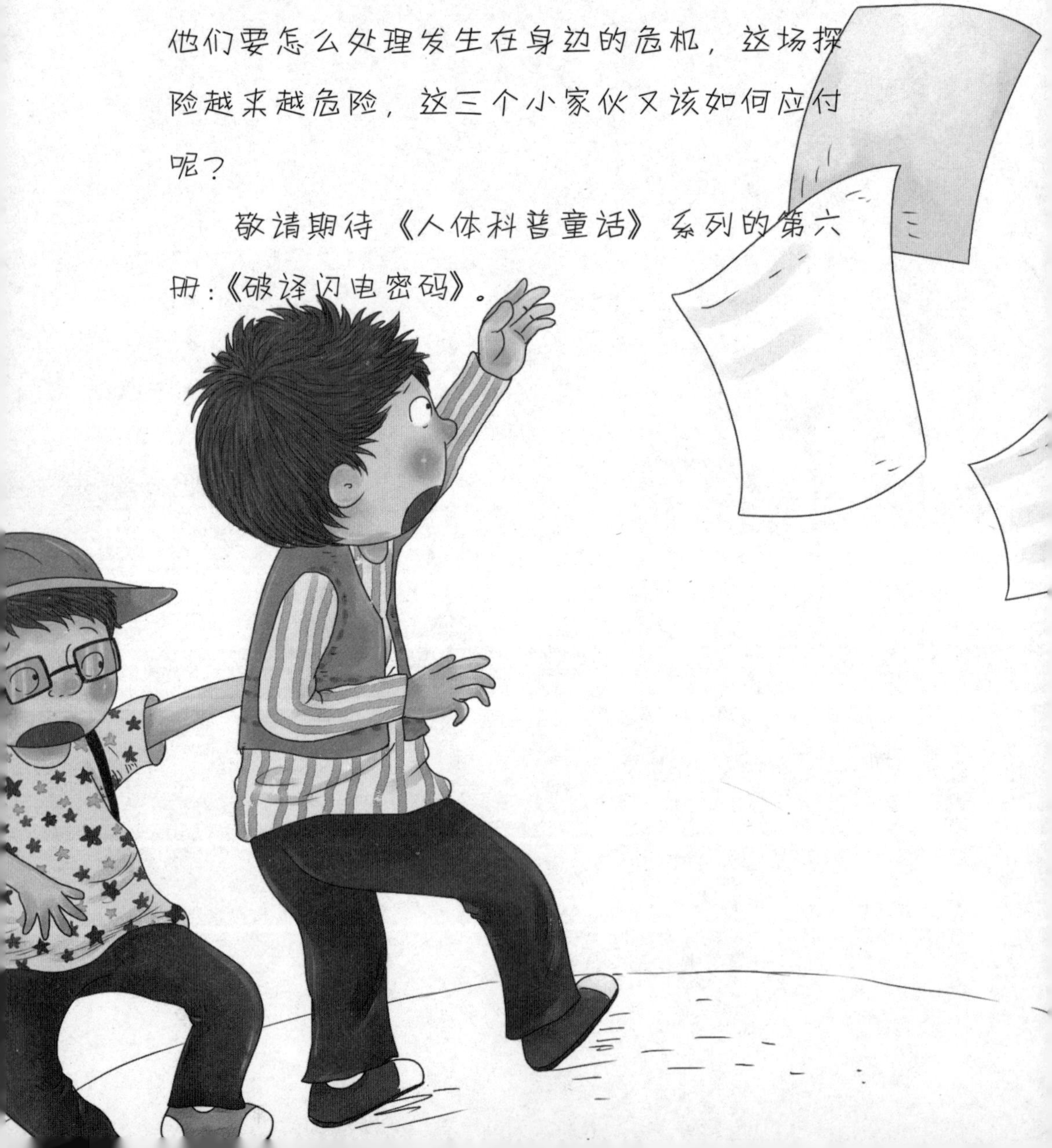